パラリンピックブレイン

Paralympic Brain

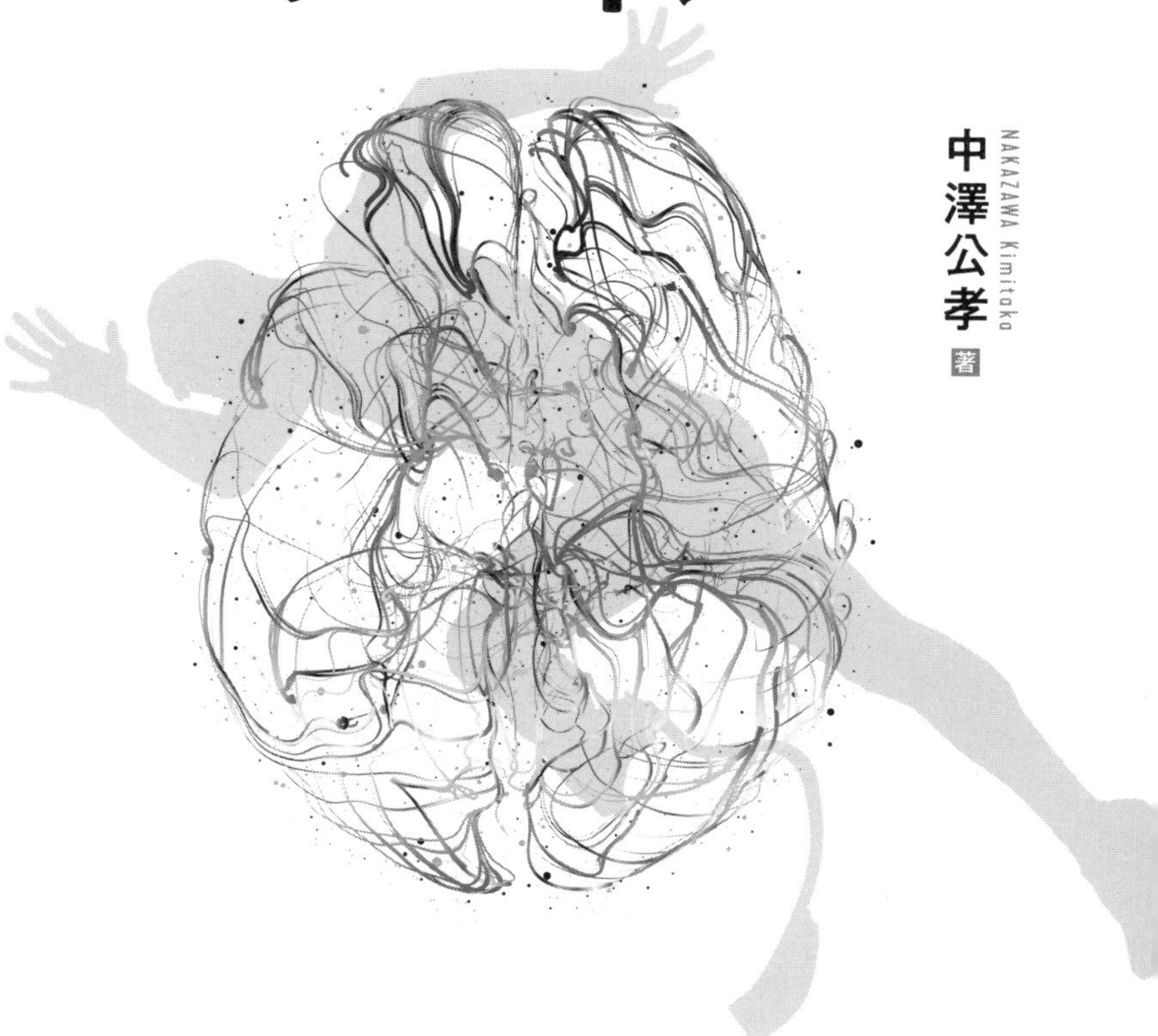

中澤公孝 著

NAKAZAWA Kimitaka

東京大学出版会

Paralympic Brain

Kimikaka NAKAZAWA

University of Tokyo Press, 2021
ISBN978-4-13-063408-3

はじめに

パラリンピックブレイン。私の造語である。元来大袈裟な表現をするタイプではないし、研究者として長く活動してきたので、事実を誇張したり、誤った解釈につながるような表現は極力使わないように努めてきた。にもかかわらず、このような造語をあえて用いるのは、私たちがここ数年でつまびらかにしてきたパラリンピアンの脳に関する事実を早く多くの人に知って欲しいとの思いからである。

私たち研究者は、学術的に価値がある事実に遭遇すると、「面白い」という表現をよく使う。私は期せずしてパラリンピアンの脳の研究を始めた。正直なところ、「面白い」結果が多く出てくることは予想していなかった。ところが、いざ始めてみると私の研究室の大学院生や研究員が持ってきてくれる結果を見て、何度「面白い」と言ったことだろう。

「面白い」結果は、さらに「面白い」ことがあるのではないかとの期待を抱かせ、私たちの知的好奇心をエスカレートさせていく。そして今まで知らなかったさまざまなことがわかってくるうちに、新たな見方を生み出してくることがある。私にとっては、パラリンピックブレイン研究を進めるなかで、パラリンピアンに対する見方が変わり、パラリンピック自体の見方も変わった。そして今では、障がいがあるとかないとかではなく、人間の身体能力に対する見方、やや大袈裟に言えば人間の見方自体が変わったように思う。この点はもう少し詳しく述べよう。

そもそも身体のどこかに障がいがあるということはその人の個性だ。性格だってそうではないか。いろいろな性格の特性を持つ人がいる。いろいろな個性を並べて、度数分布をとればだいたい正規分布するのだろう。この分布の両端に近い個性を持つ人たちは、社会生活上は不利なことが多く、かつてはハンディキャップがあると表現されていた。しかし、発達障害の研究が進み、社会生活上はさまざま不利なことが多い自閉症スペクトラム障がいの人たちの中には、一部の能力が際立って高いタイプの人（高機能自閉症スペクトラム）がいることがわかってきた。さまざまな個性の人たちが社会のなかでそれぞれ得意なことを発揮できる社会が真のダイバーシティ社会であるなら、高機能自閉症の人がもっともっと活躍できる場があるはずだ。パラリンピックブレイン研究によって、下半身の運動と感覚を失った脊髄完全損傷の人たちの手の機能が健常者よりずっと優れていることがわかった。車椅子生活はいうまでもなく社会生活上は歩ける人より不利だ。しかし、こと手の能力は歩ける人よりずっと高いのであれば、それを活かすチャンスは歩ける人よりずっと多くなってよい。

パラリンピックブレインの研究によって、人間は何らかの障がいを負うと、それを補おうとする変化が体内に自然に起こって、トレーニング効果が健常者より大きく出やすいことがわかった。人間って凄い！　面白い結果が積み重なって、改めてそう思った。

　私たちが見出した「面白い」事実によって自分たちが経験した興奮の理由を多くの人に一刻も早く知って欲しくなり、本書にまとめることを決意した。お堅い原稿を書くことを本業としている私にとって専門外の読者が興奮するような文章を書くことは至難の技であるが、兎にも角にも書き上げた。パラリンピックブレイン研究はまだ始まったばかりである。今後内容がどんどん変わっていく可能性もある。まずは、今まで見つけてきたワクワクするパラリンピックブレインを少しでも読者と共有できればと思う。

目次

はじめに　i

序章　パラリンピックブレインとは……1

1　パラリンピアンの脳は特別？　1

2　本書の構成　4

第1章　パラリンピックと障がいがある人のスポーツ・身体運動……9

1　パラリンピックの発祥　10

2　パラリンピックの発展　11

3　パラリンピックの課題　12

4 Adapted Physical Activity 14
5 障がい者の二次的障害 15
6 APAの可能性 20

第2章 ニューロリハビリテーション 25

1 ニューロリハビリテーションとは何か 25
2 ニューロリハビリテーションと神経科学 26
一次運動野の可塑性／脊髄の可塑性

第3章 パラリンピアンの脳 37

1 義足のアスリート——両側運動野活性化の衝撃 37
マルクス・レーム／鈴木徹／山本篤／義足のアスリートまとめ
2 脳性麻痺水泳選手——驚異の脳機能再編 51
コートニー・ジョーダン／脳性麻痺スイマーまとめ
3 パワーリフティング——残存機能の超発達をもたらす代償的発達 67

健常者を超越するパラパワーリフター／パワーリフティングまとめ
4　腕のないアーチェリー選手――指先を超えた足　80
マット・スタッツマン／腕のないアーチェリー選手まとめ
5　車いすテニス――卓越した心拍数の謎　86
国枝慎吾／アルフィー・ヒューイット／車いすテニスまとめ
6　パラアイスホッケー――歩行装具が鍛えるCPG　96
髙橋和廣／パラアイスホッケーまとめ
7　盲人スイマー――イメージ力と統合処理　107
木村敬一／盲人スイマーまとめ

第4章　人生を変えたスポーツ……115

1　大塚雄三（マラソン）　116
大事故の後のリハビリ／ピラティストレーニング／トレーニングの効果／FESトレーニング／まとめ
2　永岡真理（電動車いすサッカー）　123
永岡真理さんとの出会い／東京大学での再会／電動車いすサッカーの運動強度／まとめ

附録　人間の運動を制御する神経系……131
1　運動を制御する神経系　131
脳の基本的構造と区分／大脳の運動制御系／脳幹の運動制御系／小脳／脊髄の運動制御系／反射運動の神経機構
2　人間の運動制御系を調べる技術について　155
脳画像解析／非侵襲的脳刺激法／まとめ
おわりに　161
参考文献　165
索　引　*i*

序章　パラリンピックブレインとは

パラリンピックを見たことがある人ならば、パラアスリートのパフォーマンスの数々に驚かされたことがあるだろう。義足を正常な脚以上にコントロールして走る。盲目にもかかわらず真っ直ぐに泳ぐ。脊髄を損傷しながら驚異の重量を挙げる。その記録は健常者を超えることすらある。いったい、どうしてこのようなことが可能になるのだろうか。

1　パラリンピアンの脳は特別？

その秘密を探るべく、私たちは何人かのパラアスリートの身体能力を調べるなかで、当初まったく予想していなかったことに気がついた。彼らの運動をコントロールしている脳の働きが驚くほど変化しているのである。それ以来、さまざまな種目、さまざまな障がいをもつアスリートの脳を調べ、そして次々と新たな発見がもたらされた。やがて私は「パラリンピアンの脳は、神経リハビリテーションの最良モデルである」という考えに至った。本書の根底にはこの考え方が流れている。

パラリンピアンは例外なく何らかの障がいをもっている。身体のどこかに障がいが発生すると、それが先天性にせよ、後天性にせよ、それを補おうとして、脳はその働き（機能）や構造を変化させる。これを代償的変化あるいは代行機能という。パラリンピアンの脳では、この代償的変化に加えて、その競技のトレーニングに特有な変化（使用依存的変化）[1]が生じるため、オリンピック選手など健常者のアスリートより脳再編が生じやすいと考えられる。

これは、そもそもの障害由来の変化に加えて、競技パフォーマンスを最大化するための限界に近い身体トレーニングと、勝利や記録突破を目指す高いモチベーションがもたらすもので、人間にとって最高水準の脳再編とみることができる。そのような脳の再編は、いかなる神経機序の下に生じるのであろうか。これを解明することは、アスリートのパフォーマンスの向上だけでなく、リハビリテーションにおいても、より効果的・効率的な機能回復を導く介入法の開発につながると期待できるのである。

最近、待望の臨床応用開始が伝えられた、ｉＰＳ細胞による脊髄損傷の治療を例として考えてみよう。

脊髄損傷の中でも、特に重度の損傷である完全損傷では、脳と脊髄との連絡が損傷部で文字通り完全に途絶される。では、この損傷部にｉＰＳ細胞を移植すれば、コンセントに電源ケーブルのプラグを差し込むと一瞬にして電気がつながるように、脳との連結が一気になされるのだろうか？答えは間違いなくNOである。この段階では脳と脊髄のつながりがわずかでも実現すれば大成功である。それが実現したときにはじめてリハビリの出番がくる。このときにリハビリによる脊髄と脳の神経回路の再編が、機能回復できるか否かを決定的に左右する肝となるのである。

再生医療がますます進歩すると予想される今こそ、人間の組織（ここでは中枢神経）が本来もっている再編能力をいかに引き出すのか、この課題解決に向けた基礎研究を加速することが急務といえる。そのような視点に立つと、パラリンピアンの脳が実に多くのヒントを与えてくれることに気がつく。パラリンピアンの脳研究をきっかけとして、いわばトップダウン的に、その再編を成立せしめるメカニズムを解明するための研究が次々に展開されていくことが期待されるのである。

私自身の驚きとともに本書で伝えたいことは、私たちが最近の研究で見出したパラアスリートの特異的な脳の再編の驚異と、それがもつ科学的、そしてリハビリテーション領域へのインパクトである。それらの発見は科学的、特に神経科学的には、そもそも人間の脳が身体あるいは脳に障がいを負った後、代償的変化とトレーニングに対する特異的適応（使用依存性変化）が相まって、従来考えられていた以上に再編すること、そしてその再編は人間の脳が本来的にもっている（再編）能

1　使用依存的変化：神経系がもつ使用依存的可塑性（use-dependent plasticity）による変化。神経系は身体の使い方に適応して、その構造や機能を変化させる性質がある。それが基になって生じる変化のこと。

力がこれまで考えられていた以上に高いことを示唆している。この点で、驚くべき再編をした彼らの脳は、さらに深く科学的に探究されるべき極めて貴重な対象であるといえる。

そしてリハビリテーション、とりわけニューロリハビリテーション領域においては、障がいをもつアスリートの脳がいかなる神経学的機序の下に再編するのか、それを解明することで、再生医療後のリハビリを成功裏に導く方法に直接的につながると期待できるのである。

2　本書の構成

ここまで述べた狙いを達成するために、本書は次のような構成と内容とした。

まず第1章で、そもそも身体に障がいがある人とスポーツ・身体運動はどのような関係にあるのか、パラリンピックの発展の歴史を振り返りながら考える。現在のパラリンピックがどのような経緯で発展してきたのか、その歴史を概観する。パラリンピックの発祥と発展の過程を知ることで、パラリンピックがリハビリテーションとは切っても切り離せない関係にあること、そしてスポーツ自体にリハビリ効果を上げる特有の要素があることが理解できるであろう。パラリンピックの歴史に対する理解を深めることは、パラリンピックブレインの意義に関する深い理解を促すだろう。

続く第2章では、パラリンピックブレインとは切っても切り離せない関係にあるニューロリハビリテーションについて説明する。パラリンピックブレインがなぜニューロリハビリテーションのお手本とみることができるのかという、本書の最も重要な部分の理解には、ニューロリハビリテーションの基礎的知識が必要となるので一章を割いた。

以上の基礎知識を踏まえ、私たちが見出したパラリンピック選手の脳の特異性について、個々の選手の例を第3章で紹介する。ここではそれらの中から二つの例を取り上げて簡単に紹介しておこう。

まず最初は、下腿切断のため義足を使用している陸上選手の例である（図1）。私たちは、陸上競技者が装着している義足を最終的に操作している筋が、脳の両側性支配を受けていることに気づいた。一般に健常者では、四肢の筋は片側の脳、正確には反対側の脳領域（運動野）が動かしている。しかし義足の陸上選手は、一般の健常者とは異なり、両側の運動野で義足を操作していることがわかったのである。そして、競技者ではない一般の義足使用者も健常者同様、反対側の運動野のみで義足を動かしていることが確認されたことから、義足の陸上選手に観察された両側運動野支配は陸上競技に必要な高度な義足使用と関係があると考えられた。

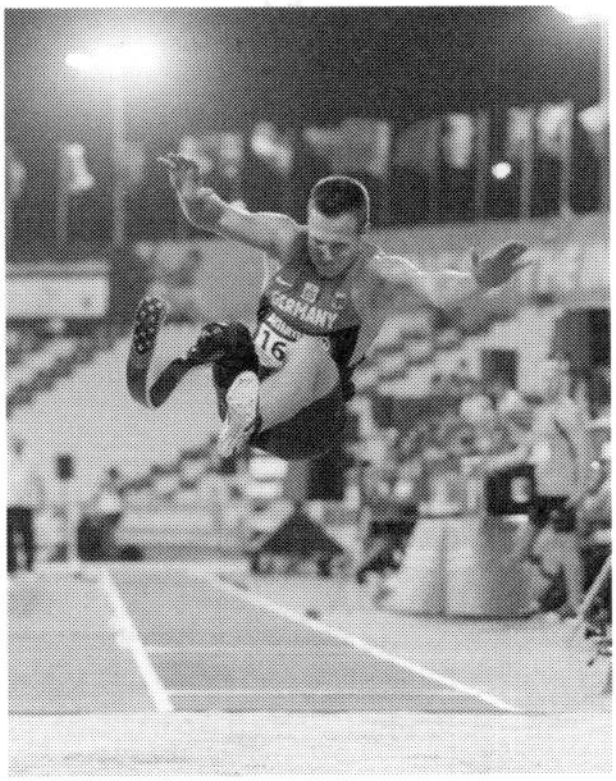

図1　マルクス・レーム（パラサポ WEB より）

二例目は、パラリンピック水泳の元金メダリストで脳性麻痺による障害がある女性である（図2）。

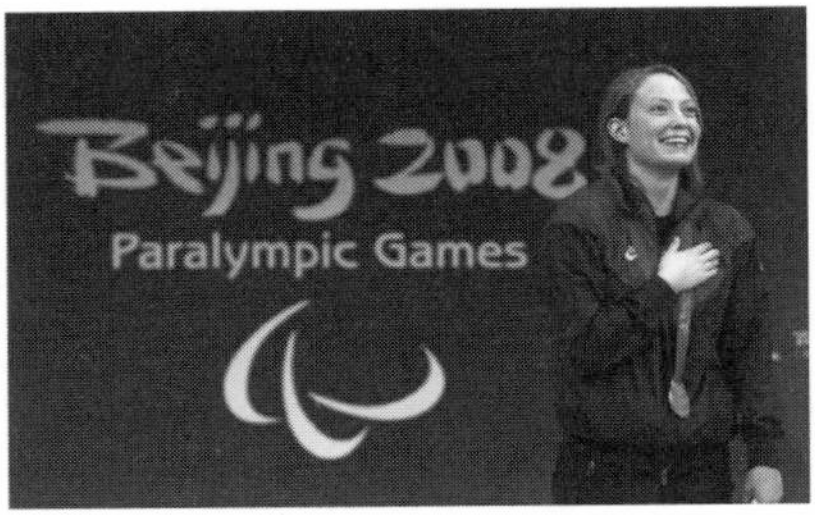

図2　コートニー・ジョーダン（Las Vegas Weekly）

この選手が陸上で歩く姿を観察すると、脳卒中の後遺症である片麻痺と似通ったタイプの障がいがあることがわかる。事実、彼女の脳解剖画像を見ると右の運動野と感覚野の辺りに大きな損傷があった。脳にそのような大きな損傷がありながらも、彼女の水泳時におけるダイナミックな動きはまったく障がいを感じさせないものであった。水の中では、彼女はなぜ健常者と遜色のない動きができるのか。この疑問を紐解いていき、浮かび上がってきた神経メカニズムは人間の運動制御における普遍的な要素メカニズムの一つで、ニューロリハビリテーションの臨床に関連するものであった。

第3章では、この他にパワーリフティング、アーチェリー、視覚障害水泳、車いすテニス選手を取り上げ、それぞれの障がい特性、脳の特異性を紹介する。次の第4章では、交通事故による重大な脳損傷が生じ、一命は取り留めたものの高次脳機能障害という障がいが残った人の例と、生まれてから一度も自分の足で歩いたことがない電動車いすサッカー選手の例を取り上げる。二人はパラリンピアンではないが、スポーツに取り組むことが身体機能のみならず、何より人生そのものに大きな影響をもたらした方々である。スポーツの未知なる可能性、それは身体的な効果だけではなく、心を含めた人生そのものを豊かにする力ではないか。このことを私に気づかせてくれた二人は、その意味で本書に書くことができない話題を提供してくれる。

最後に設けた附録で、脳と運動制御の基礎を説明する。パラリンピックブレインの意義をよりよく理解するためには、人間の脳による身体運動の制御に関する基礎的な知識が必要となる。この附録を概観すれば、第3章で述べるパラリンピックブレインの特異性がより深く理解できるだろう。

このように、本書はパラリンピアンの脳という、これまで少なくとも神経科学領域あるいはリハビリテーション領域においてほぼ注目されることがなかった題材を取り上げ、それがいかに重要な情報を私たちにもたらしてくれるのかを述べていく。専門外の読者にもその理解が得られるよう平易な説明を試みた。多くの読者がこの新しく、そして魅力的な研究領域に興味をもたれることを願ってやまない。

第1章　パラリンピックと障がいがある人のスポーツ・身体運動

本書のテーマは、「パラリンピックアスリートの脳はスポーツトレーニングと障害由来の代償的変化が相まって劇的に変化する」である。しかし、この話を始める前に、パラリンピアンをはじめとする障がいをもつアスリートとスポーツの関係について、パラリンピックの歴史から紐解いていこう。それを概観することで、パラリンピックアスリートとリハビリテーションは切っても切り離せない歴史的つながりがあること、そして、そもそも障がいがある人にとってスポーツや運動は、健康な人以上に意義がある大切なものであることが理解できるであろう。ここから始めることで、本書が提示する障がいがあるアスリートに対する新たな見方は、これまで誰も気がつかなかったことではあるが、歴史的にみれば必然的に生じた視点だったとの私の思いが読者に共有されるように思う。

1　パラリンピックの発祥

今日のパラリンピックを代表とする身体障がい者の競技的スポーツはイギリスのストークマンデビル病院にその発祥地を求められる。ストークマンデビル病院は一九四四年、イギリス政府の要請により、軍隊所属の医療施設としてロンドン郊外のアイレスベリーに設立された。この地で脊髄損傷者の急性期処置からリハビリテーションに至る当時としては画期的な一貫した治療とリハビリテーションシステムを構築したのが、ルートヴィヒ・グットマン（Ludwig Guttmann）をリーダーとするリハビリテーションチームであった（図1・1）。

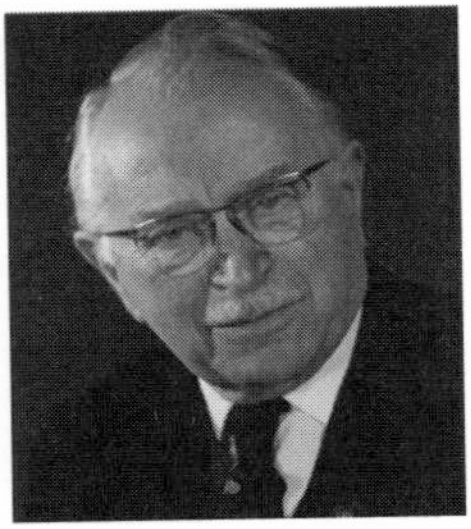

図 1.1　ルートヴィヒ・グットマン

ストークマンデビル病院ではスポーツを医療行為の一環として取り入れることが大成功を収めたため、毎年開かれるスポーツフェスティバルとしての競技会をこの地で開催するようになった。そして第一回は一九四八年、ロンドンオリンピックの開会日と同じ日に行われた。これはストークマンデビル競技会と呼ばれ四肢麻痺者のための車いすスポーツ競技会であった。第一回時の参加者はイギリスの退役軍人男性一四名、女性二名の計一六名であり、競技種目はアーチェリー競技のみであった。

続いて一九五二年にはオランダの退役軍人も参加し、この大会が国際化するとともに国際ストークマンデビル競技委員会が設立された。そして、毎年七月末にストークマンデビル病院運動場で競技会を開催すること、オリンピック開催年にはオリンピック開催地で開催することが決定された。こうして障がい者のための初めての国際的スポーツ競技会が発足したのであった。

2　パラリンピックの発展

この競技会は一九六〇年、初めてストークマンデビル以外の場所（ローマ）で開催され、続いて一九六四年には正式名称を「国際身体障害者スポーツ大会」として、オリンピックとともに東京で開催された。そして、この大会をパラリンピック、東京パラリンピックと呼んだ。

パラリンピックという名称は paraplegia（パラプレジア：対麻痺）のパラと Olympic（オリンピック）を組み合わせた造語であり、日本で初めて用いられた愛称だという。パラリンピックが公式名称になったのは一九八八年のソウル以降であり、国際オリンピック委員会に正式に認められてからである。ただし、パラの意味は対麻痺ではなく parallel のパラであり、オリンピックと並行して行われるもう一つのオリンピックの意味になったのである。

一九八九年には国際パラリンピック委員会（International Paralympic Committee：ＩＰＣ）が発足し、以降パラリンピックを運営するようになる。ＩＰＣは一九六〇年にローマで行われた車いす競技会を第一回パラリンピックとした。そして、一九九二年のリレハンメル冬季パラリンピックからはＩＰＣが主催権をもち、四年に一度ずつオリンピック開催地でオリンピックの後に引き続いてパラリンピックを開催することになった。これ以降、パラリンピックは障がいをもつ人々の純粋な競技会として、ハイレベルなパフォーマンスを競い合う場へと突き進むことになる。現在ではオリンピック誘致都市はオリンピック同様にパラリンピック誘致計画の手続きが必要であり、オリンピックとパラリンピックは同一都市での開催が義務付けられている。

このように、パラリンピックの歴史を振り返ってみると、当初ロンドンの郊外でリハビリテーション効果を上げることを主たる目的として取り入れられた車いすスポーツが現在では医療目的から完全に離れ、障がいをもつアスリートが限界を競い合うまさにトップアスリートの競技会へと発展したことがわかる。

3　パラリンピックの課題

ここまで、パラリンピックの発展の経緯をみてきた。再度まとめると、リハビリテーション効果を上げるためにはスポーツを利用することが有効であるが、スポーツは勝敗を競う、記録を競うものであるが故に競技会へと発展し、やがてリハビリ目的からは完全に離れ、独立した競技会としてのパラリンピックとなった、といえる。競技としてパラリンピックを成立させるためには、さまざまな課題が必然的に生じてくる。本質的問題は競技性と公平性の両立である。これはパラリンピックの永遠の課題ともいえる。以下に、そこから生じる主要課題であるクラス分けについてまとめてみる。

パラリンピックアスリートは例外なく何らかの障がいをもっている。障がい特性は個人によってさまざまに異なるので、できるだけ障がいの程度が似通った者同士が競うようにしないと競技の公平性が成立しない。そのためパラリンピックにはクラス分けというオリンピックにはない特有の制度が存在する。これは競技の公平性を担保するための制度であり、障がいに応じた〝クラス〟を定めることで、できるだけ障がいの種類や重症度が近い選手同士で競うことができるようにするための必須の措置ともいえる。つまりクラス分けなくして競技としてのパラリンピックは成立しない。しかし同時にクラス分けをとことん進めて細分化すると、一つの競技に参加する選手の数が少なくなり、そもそもの競技性が失われるというジレンマがある。これがまさにパラリンピックを競技として成り立たせるために永遠についてまわる課題であり、クラス分けが本質的に重要な理由でもある。

近年、パラリンピックの認知度が高まるとともに、高性能義足に代表されるテクノロジー利用の是非が大きな問題となりつつある。パラリンピックアスリートの記録がオリンピックの記録を上回ることが予想されるようになり、パラリンピックアスリートがオリンピックに参加することの可否が議論されるようになってきた。この問題は今後、パラリンピック、オリンピックのあり方に関わる本質的な課題となることも予想される。

4 Adapted Physical Activity

障がいがあっても人間はここまでのパフォーマンスを達成することができる、そのことをスポーツ場面で見せてくれる、これがパラリンピックの大きな魅力の一つであろう。この点に疑いはない。しかし、アスリートであるかどうかにかかわらず、心身に障がいがある人たちにとって身体運動、スポーツが必要不可欠であることはあまり知られていない。障がいをもつ人がスポーツや健康・体力の維持増進を目的とした運動に参加する、そのためのバリアを取り除き、誰もが参加の機会を得やすいようにしようとの理念の下に Adapted Sports（ＡＳ）、Adapted Physical Activity（ＡＰＡ）という概念が生まれた。パラリンピックもまさにＡＳのカテゴリーに属する。ここでは、ＡＳ、ＡＰＡの理念と実際について紹介し、障がいがある人にとってスポーツ・身体運動が本来的にもつ意義についてまとめてみる。

ＡＰＡとは、身体の障がいなどのため何らかの配慮が必要な人が、道具やルール、運動方法などを工夫して行う身体運動全般を指す。ＡＳは運動の中でも特にスポーツに範囲を絞っているので、その意味ではＡＰＡに含まれるより狭い概念である。我が国では、ＡＰＡの概念を表す的確な日本語が見当たらないため、矢部（一九九七）が定義した〝アダプテッドスポーツ〟が体育学会の専門領域の名称として用いられるなど、少なくとも関連学術領域ではＡＰＡの訳語として定着した感がある。しかし、英語の adapted sports と日本語の〝アダプテッドスポーツ〟はそれぞれが表す範囲が異なっており、将来的には定義の整理が必要かもしれない。

病気やけが、さまざまな原因で身体の一部に障がいをもっている人は多い。身体的あるいは精神的な障がいがあっても、ルールや道具を工夫すれば、多くの人がスポーツを楽しみ運動を行うことができる。これが前述したＡＰＡの基本理念である。ＡＰＡの対象は、障がいがある人だけではなく、高齢者や妊婦など、スポーツや各種運動の実施に際し、道具やルール、あるいは実施法などに何らかの配慮が必要な人たちすべてである。六五歳以上の高齢者人口が二五％（二七・三％、総務省統計局、平成二八年九月推計）を超える我が国の現状を見れば、ＡＰＡの対象者は決して特殊な小集団ではなく、むしろ今後、さらに増加し、スポーツや運動を介在とした健康管理が必要な人々の中でも主要な集団になるといって過言ではないだろう。残念ながら、我が国においてＡＰＡの実践の場や指導者は、まだまだ十分に確保できているとはいい難く、早急の整備が望まれる。

5　障がい者の二次的障害

ＡＰＳは障がい者のＱＯＬを維持するために重要である。このことを理解するために、ここでは障がい者の二次的障害についてみておこう。

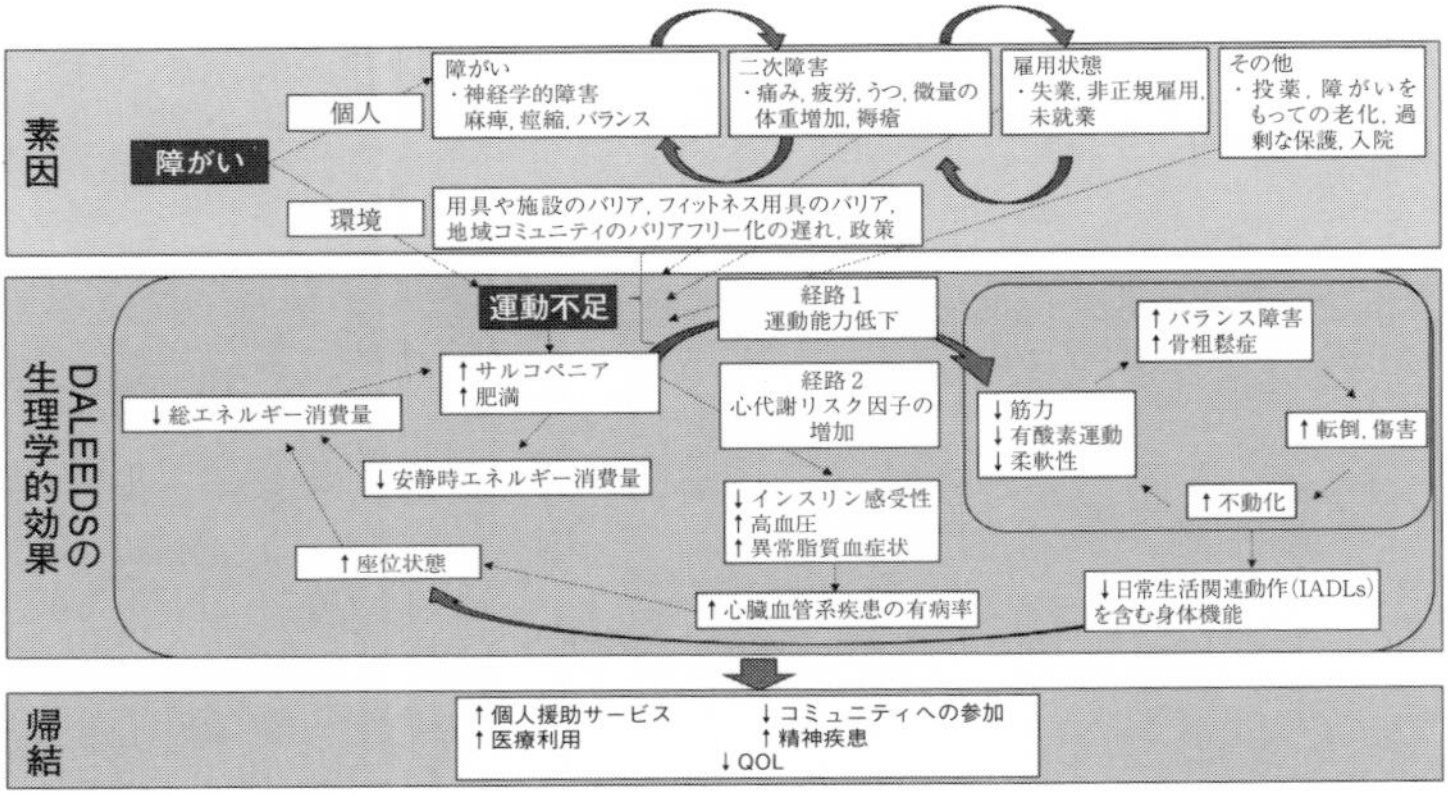

図 1.2　DALEEDS を説明する模式図（Rimmer *et al.*, 2012 より改変）

身体的・精神的障がいがあると日常の活動性が低下し、慢性化すると二次的障害や種々の生活習慣病罹患率が高まる。たとえば、脊髄損傷による対麻痺は、完全麻痺ではその領域の廃用性症候（使わないでいるとその組織が劣化すること）を容易に招くし、不完全麻痺でも著しい活動量の低下につながる。そのような低活動状態が慢性化すると、活動量が低下した部位の周辺組織のみならず、全身性の不具合、ひいては生活習慣病などの疾患につながる危険性が高まることは明白である。Rimmerら（2012）は、このような一次障害後のエネルギー消費低下が誘因となる諸種身体的不調を“disability-associated low energy ex-penditure deconditioning syndrome（ＤＡＬＥＥＤＳ）”と名付けた（図1・2）。これは、長寿化、高齢化が進む先進国に共通する新たな概念であり、ＡＰＡの主たる対象である障がい者、高齢者の健康、生活の質（ＱＯＬ）に関連する領域において、ＤＡＬＥＥＤＳは主要な課題となるであろう。

現代の医療は一次障害の管理を行うことで、障がいと共に生きる余命を延伸することに成功した。しかしこのことは同時に、障がいがあっても良好な健康状態とＱＯＬを確保できることを意味してはおらず、さまざまな二次的障害への対応が重大な課題となっている所以である。

二次的障害の極端な例としては、内田（一九九八）が報告した脊髄損傷者のデータがある。彼らによれば、脊髄損傷者九八例に経口糖負荷試験（75 gOGTT）を行ったところ、実にその八四％に耐糖能異常（糖尿病につながる危険性大）が見つかったという。対麻痺によって下肢の大きな筋群が不動化すると、エネルギー消費の著しい低下につながる。車いす操作に用いる上肢の運動のみでは多くのエネルギー消費を確保することは困難である。たとえば、上肢エルゴメーターと自転車エルゴメーターを用いた酸素摂取量は、そのピーク値を比較すると上肢では約六〇％程度まで低下するとの報告もある（Yasuda *et al.*, 2008）。

私たちは、かつて完全対麻痺者（脊髄損傷のため下半身の運動と感覚が両方とも完全に麻痺している人）の歩行装具を用いた杖歩行のトレーニングを行った。一回の歩行は通常三〇分程度であり、その運動強度は、ほぼ心拍数が一三〇拍／分に相当する程度であった。被検者は上肢エルゴメーターでの最大酸素摂取量検査を受けていたが、その際の心拍数の最大値はほぼ一三〇拍／分程度であった。これは、座位で行う上肢の最大運動はその程度の運動強度にしかなりえないことを物語っている。

それに対し、装具歩行（立てない人が装具で立位姿勢を保持し杖を使って行う歩行）では、長下肢装具と杖を用いて立位を保持しながら練習することで杖歩行も可能となる。その際の下肢の動きは、主に腹部を前方に突き出す体幹の動きによって生み出される。股関節周囲筋群以下の下肢筋群が麻痺している場合には、下肢の運動はすべて体幹動作の反動で出力される受動的運動ということになる。つまり装具歩行は両下肢の運動を起こすための体幹の運動、両上肢による杖操作のための運動が必要であり、これらが座位での上肢運動に比べて多くのエネルギー消費をもたらすと考えられる。さらには立位保持が心臓循環系に負荷を与えること、とりわけ座位では下肢筋群はほぼ不動状態となり、末梢血流の停滞が生じるのに対し、立位では重力負荷による血流の変調、受動運動時の筋腱組織の動きに伴う血流の変調などが生じると予想される。

　私たちの研究グループは、後者の場合、装具歩行中（図1・3）の完全対麻痺者の下肢麻痺領域に歩行様の筋活動（健常者が歩行するときの筋活動に似た筋活動のパターン）が生じることを確認している（Kojima *et al.*, 1998, 1999：図1・4）。それらの筋活動は、意志、すなわち脳からの命令で生じているものではなく、脊髄の損傷部より下位の残存部、もう少し詳しく述べるなら、そこに存在する歩行を司るセントラルパターンジェネレーター[1]から反射的・自動的に発生している筋活動である。そのため、装具を用いて歩いている本人は麻痺している筋に活動が生じていることにまったく気がついていない。さらに、歩行様筋活動が生じる筋を対象に、筋組織の酸素化動態も変調されることを近赤外分光法を用いて確認した（Kawashima *et al.*, 2005：図1・5）。装具歩行と歩行様筋活動の意義については第3章6節でさらに詳しく説明する。

これらの結果は、たとえ不動化した麻痺筋でも立位での受動的歩行運動によって筋活動を誘発することができ、その筋活動が末梢血流の停滞・貯留を防ぎ、血流を促進する可能性を示唆する。身体の障がい、特に片麻痺や対麻痺のように身体の一部の麻痺は、麻痺領域の廃用性症候群の発症とそれが引き金となる全身性の二次的障害のリスクを高める。私たちの研究結果から、運動の種類によっては麻痺領域の活動を促進することができ、廃用性症候群の発生を防ぎ、ひいては二次的障害

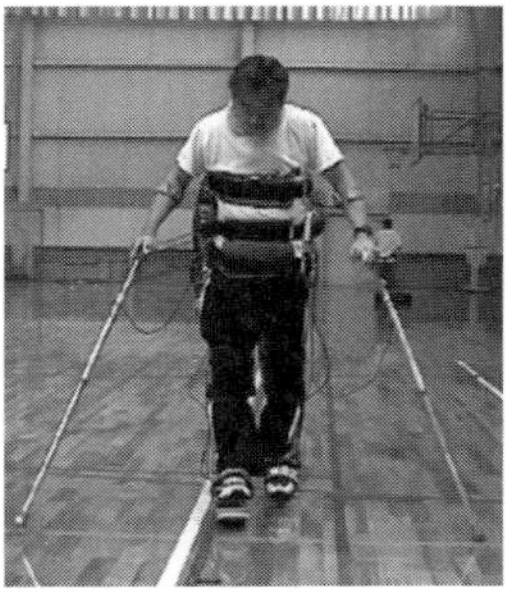

図 1.3　装具歩行の様子

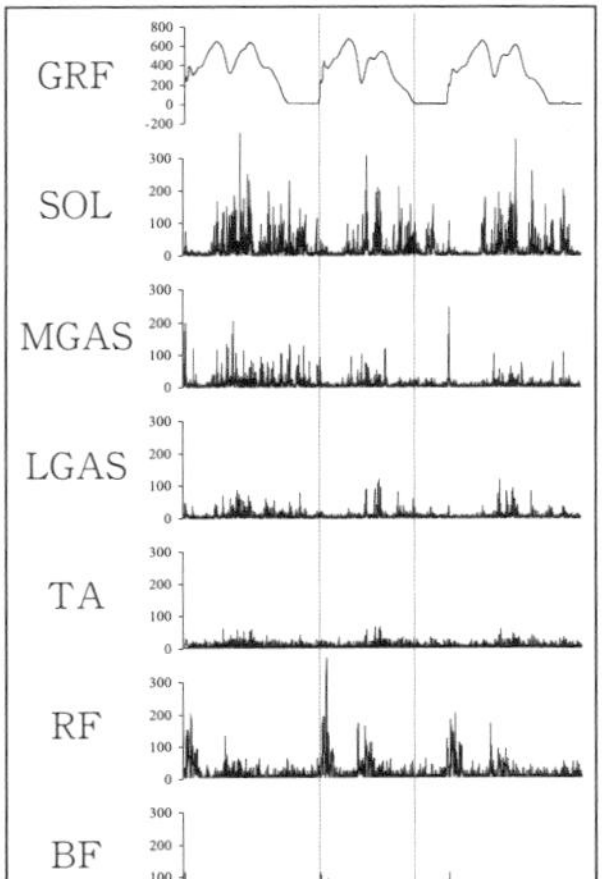

図 1.4　装具歩行時に記録された下肢麻痺領域の筋活動電位（本文中には歩行様筋活動と記載）

1　脊髄の中には歩行の基本的なリズムや動きを生み出す神経回路が存在する。これをセントラルパターンジェネレーター（central pattern generator：CPG）と呼ぶ。

を予防する効果が得られることがわかる。

スポーツ中の運動には多くの場合、さまざまに異なる種類や強さの身体運動が含まれている。したがって、スポーツを行うことで麻痺によって不動化した領域の活動が自然に生じることもありうる。しかしこのような視点からの研究は私が知る限りなされておらず、今後の科学的検証が必要な課題だろう。

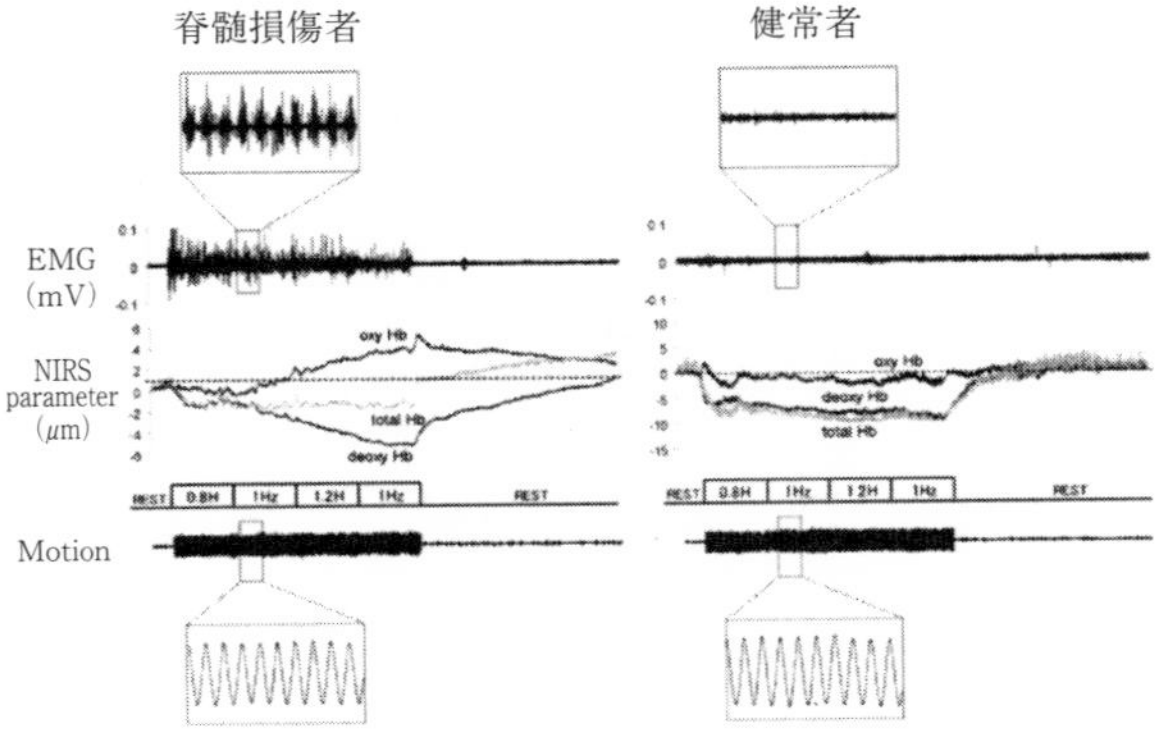

図 1.5 立位運動装置を用いて受動的に股関節屈伸運動を負荷した際の腓腹筋の反応

脊髄損傷者では麻痺筋に筋放電（EMG）が生じ，近赤外分光法（NIRS）で測定した酸素化・脱酸素化ヘモグロビン濃度が変調している．健常者では筋放電が誘発されず，NIRS 変量にも変化が見られない．脊髄損傷者では損傷後の下行性神経入力遮断に伴う脱抑制が生じ，受動運動によって脊髄由来の筋活動が生じやすい．

6 APAの可能性

APAの役割は、単にアミューズメントとしてのスポーツの機会を、参加に特別な配慮を必要とする人々に与えることだけではない。

前述したように、諸種の障がいが制限因子となって極端な運動不足に陥りやすい人々に対し、適度なエネルギー消費の機会を与えることにその重要な側面がある。身体障がいがある人の生活習慣病罹患率、慢性期では二次的障害の保有率が高いことが、さまざまな調査で既に明らかである。障がいをもつ人々の高齢化は、これらのリスクを更に高くすることを予想させ、その健康管理や良好なQOL確保に対し、APAが果たしうる役割は大きい。

しかし現状では、そもそもAPAを行うことができる場が不足していることに加え、〝良好な健康とQOL〟を目的としたAPAの運動の質に関する科学的点検が遅れている感が否めない。たとえば、車いすバスケットボールは確立されたAPA種目の一つであるが、選手以外がこれを行ったときにどの程度の運動強度となるのであろうか？　対麻痺や片麻痺、切断などで下肢機能を喪失した人の体力をいかにして正確に測定・評価すればいいのであろうか。科学的点検が必要な課題は山積している。

一方で、パラリンピックの生みの親ともいえるグットマンがかつて認めた「障がいがある人にとってのスポーツの意義」は、現代においても失われていない。スポーツが有するアミューズメント的性質、他者との関わりに伴う社会性、多様でダイナミックな身体運動。これらは未だ科学的検証こそ遅れているが、障がいがある人の健康やQOLにとって、処方されて行う運動以上の効能を有する可能性がある。実際、脊髄損傷者を対象に行われた調査によれば、スポーツ活動を行っている群は非運動者らに比べ、社会参加や家族・コミュニティへの再統合を評価する指標の得点が高い (McVeigh *et al.,* 2009)。さらに、やはり脊髄損傷者を対象とした心理面の調査研究でも、スポーツ活動参加者では、非参加者に比べて、不安傾向、うつ傾向が低く、外交性が高くなることが報告されている（Gioia *et al.*, 2006）。

これらはいずれもスポーツの特性を反映している。病院で行われるリハビリテーションは、何らかの原因で失われた身体機能を元に戻すことが最終のゴールである。スポーツ同様、リハビリテーションにも身体運動が用いられる。しかし、後者は身体機能回復のための手段であり、運動そのもののアミューズメント性が大きいスポーツとは、媒介である運動が有する意味合いは本質的に異なっている。

このことは医療の現場でよく用いられる〝訓練〟という単語の響きに象徴されるように、リハビリテーションで用いる運動はほとんどの場合、つらく、厳しいものであることに明らかである。それを乗り越え、さらにいったん喪失した身体機能を取り戻すことができたときの達成感は想像に難くない。しかし、ほとんどの患者にとって、それは容易ではない過酷な戦いである。

繰り返し述べてきたように、障がいをもちながら良好な健康状態とＱＯＬを保ち、自立した生活を長く送るためには運動が不可欠である。ＡＰＡは病院での医療的処置が終了し、何らかの障がいや加齢のために健常者同様の運動実施が困難な人々を対象としている。そのようなＡＰＡの対象者にとって、スポーツはリハビリテーションで行う類の運動以上の効果を有する可能性が極めて大きい。本書の第４章で紹介する例は、私にこのことを強く印象付けた。

アメリカでは、障がいと認定されずとも何らかの障がいがある人々の割合は五人に一人ともいわれ、我が国の数値もこれに比肩すると思われる。ＡＰＡを認知度の低いマイナーな分野とみなすことはもはや適切ではない。この分野の学術的基盤を、多くの実践データの積み重ねと検証によって構築することが必要であろう。

第2章　ニューロリハビリテーション

パラリンピアンの脳を調べることで、ニューロリハビリテーションの発展にとってたいへん有益な情報を得ることができる。このことを本書では繰り返し述べてきた。ではニューロリハビリテーションとは何であり、ニューロリハビリテーションによってどのようなことが期待されるのであろうか。ここでは、パラリンピックブレインの意義をより深く理解してもらうために、ニューロリハビリテーションの理論と実際について簡単に解説する。

1　ニューロリハビリテーションとは何か

神経疾患に起因する機能障害回復のためのリハビリテーションを特に、ニューロリハビリテーション（neurorehabilitation）と呼ぶ。英語の neurorehabilitation は、neurological rehabilitation あるいは neurologic rehabilitation から派生した造語と考えられる。邦訳では神経リハビリテーションあるいは神経学的リハビリテーションなどが用いられるが、本書では原語のままニューロリハビリテーションを用いることにする。

2　ニューロリハビリテーションと神経科学

ニューロリハビリテーションという概念の確立と発展には、一九九〇年代以降の神経科学とこの領域を取り巻く多くの科学技術の急速な進歩が寄与してきたことはいうまでもない。たとえば、前述したようにＭＲＩやポジトロン放出断層撮影法（ＰＥＴ）に代表される画像撮影技術の開発によって、人間を対象とした脳科学および脳の画像診断技術は飛躍的に進歩したし、ＴＭＳなど低侵襲的に脳の特定領域の刺激─応答関係を定量化する技術も格段に改善された（附録参照）。

Selzer（1992）はニューロリハビリテーションを支える基盤研究として、特に、中枢神経の再生や中枢神経損傷後の代償作用に関する研究、あるいは神経機能を代替する補装具の開発を挙げている。前者は脳卒中など脳損傷とその後の代償的変化、脊髄損傷と脊髄神経の修復などに関する研究、後者では機能的電気刺激（Functional Electrical Stimulation：ＦＥＳ）など、いわゆる neuroprosthesis の研究が挙げられよう。

ニューロリハビリテーションの特色は、最終的な機能回復を目指し、何らかの介入法によって中枢神経の可塑性を誘導し、それによる機能の変化と神経の再編を促すことにある。ここで、脳や脊髄など中枢神経が有する可塑性はニューロリハビリテーションにおいて最大のターゲットであって、可塑性をいかに引き出すか、効率的に機能回復につなげるかが、ニューロリハビリテーション研究の課題といってもよい。では、中枢神経の可塑性とはどのようなことを指すのであろうか。次に一次運動野と脊髄の可塑性に関するこれまでの知識について整理してみたい。

一次運動野の可塑性

脳領域の中でも特に大脳皮質一次運動野は運動指令を発する部位であり、運動の学習にも深く関わる。近年、運動野の機能地図が運動の反復練習によって再構築されることが明らかになってきている。

たとえば、Karni ら（1995）は、数週間練習した順番で手指の対向運動を行うときには、練習していない順番に比べて、賦活される運動野内の領域が増大することを明らかにしている（図2・1）。また、Classen ら（1998）は、経頭蓋磁気刺激によって誘発される母指の運動と反対方向に一五―三〇分間母指を動かす反復練習を行い、再度練習前と同様に磁気刺激を行うと、反復練習をした方向に運動が誘発されるようになることを報告している（図2・2）。一方、Nudo ら（1996, 2001）は、リスザルの運動野に人工梗塞を作成し、麻痺した手指で餌をとる訓練を行わせたところ、手指を支配する運動野が拡大したことを報告した（図2・3）。その後、慢性期の脳卒中患者において

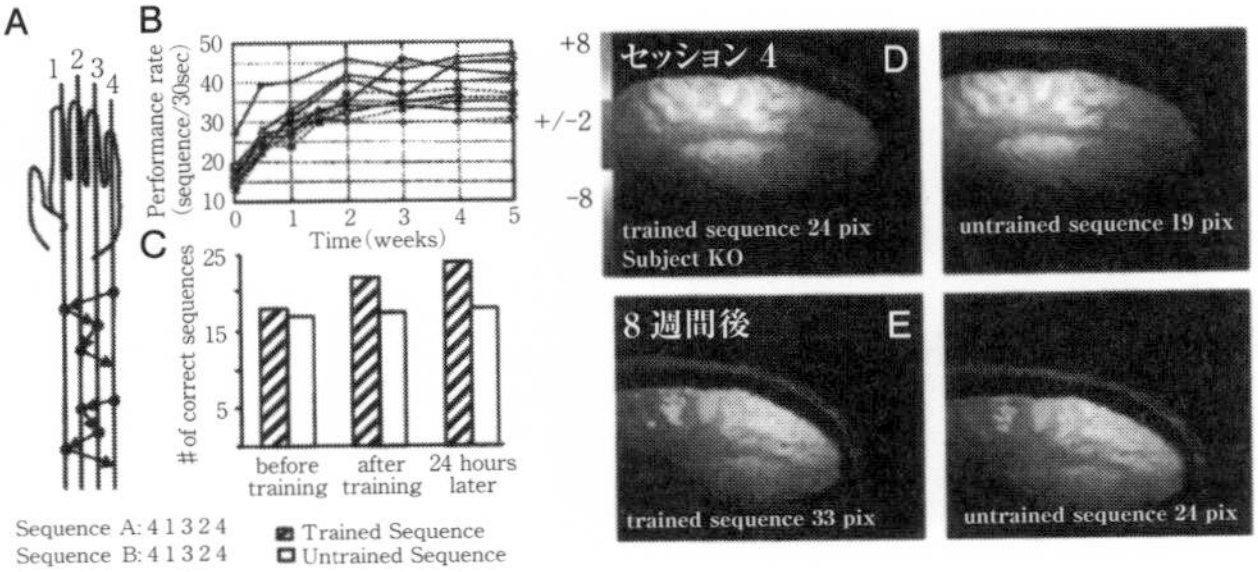

図 2.1　手指運動の反復練習に伴う運動野活動領域の変化（Karni *et al.*, 1995）

被検者には母指と他の手指を決められた順序で，できる限り速く正確に対向運動を行う運動学習課題が与えられた（A）．1 日 10 ～ 20 分の練習を数週間行うと，対向運動の速さ，正確性ともに向上した（B, C）．fMRI を用いて，そのときの運動野の活動を調べたところ，練習した順番で対向運動を行うときには（E 左），練習していないときに比べて（E 右），活性化される領域は拡大していた．そのような差は練習前にはみられなかった（D 左，右）．

も、麻痺肢を積極的に使用させると、経頭蓋磁気刺激によって誘発される運動誘発電位の振幅が増大し、運動誘発電位を発生する運動野の領域も拡大することが示された（Liepert *et al.*, 2000）。

末梢神経の切断や四肢切断など、末梢組織の損傷後にも一次運動野の再組織化が見られることも報告されている（Qi *et al.*, 2000; Sanes *et al.*, 1990; Donoghue *et al.*, 1990）。図2・4は前肢を切断したサルと切断していないサルの一次運動野機能地図を比較したものである。前肢を切断したサルの記録は、切断後約一〇年の時点で行われている。このサルの左上肢は上腕の中間部で切断されており、肘から先を喪失している。健常サルに比べて、肩や断端部に相当する領域が拡大してい

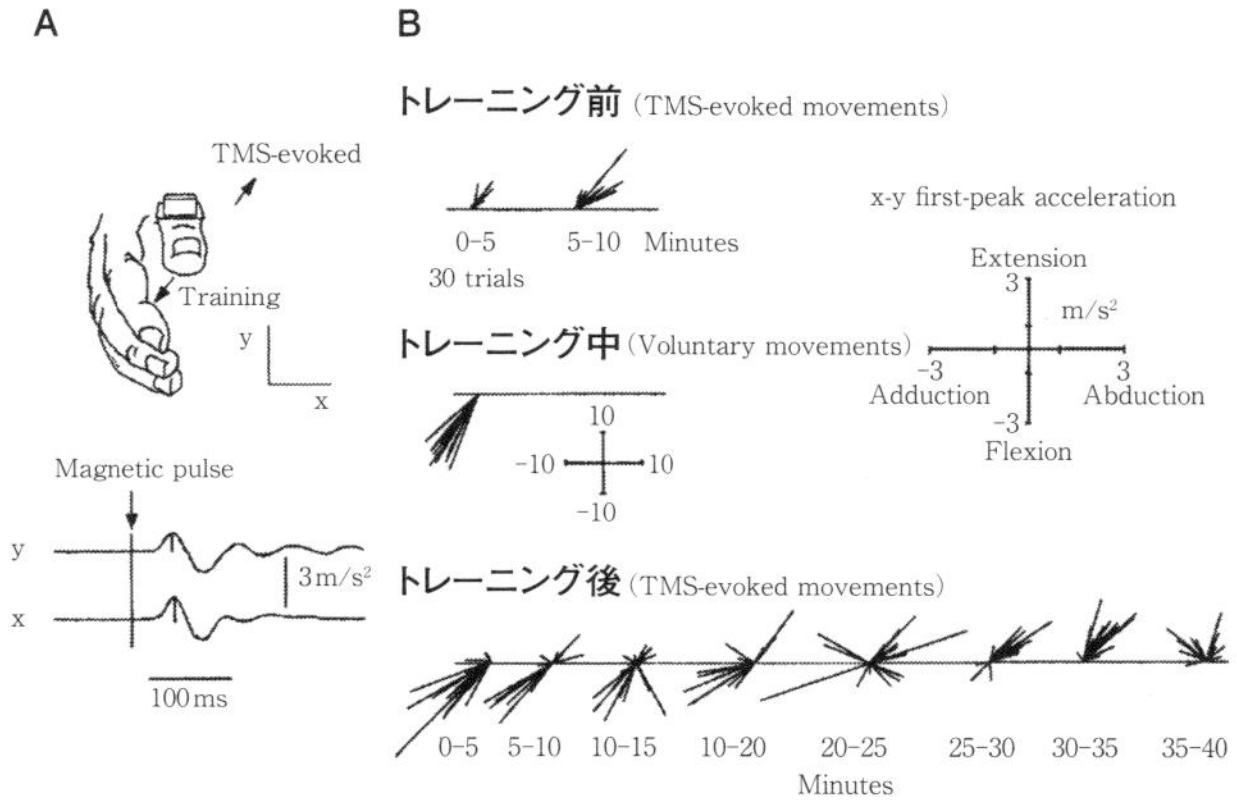

図 2.2　経頭蓋磁気刺激によって誘発される運動方向の変化 Classen *et al*., 1998)

母指の内転方向を X 軸，伸展方向を Y 軸のそれぞれ正方向とし，経頭蓋磁気刺激によって誘発される運動の加速度を計測した（A）．トレーニング前の段階で誘発される方向と反対方向の母指の反復運動を行うと，経頭蓋磁気刺激によって誘発される運動方向は，一過性に練習した方向に変化した．その後，時間経過に伴い，トレーニング前のときの方向に戻った（B）．

ることがわかる。ヒトの脊髄損傷後の一次運動野再組織化に関しても、近年の脳画像解析技術（PET、MRI）や経頭蓋磁気刺激法（TMS）を用いて調べられている（Bruehlmeier *et al*., 1998; Levy *et al*., 1990; Topka *et al*., 1991）。それらの報告も基本的には動物モデルで認められた現象同様、ヒトの一次運動野も再組織化能力があることを示している。

これらの事実は、脊髄損傷後あるいは脳損傷後にリハビリテーションとしての運動を反復的に実施し、その結果、運動機能が向上・回復する背景には、一次運動野の使用依存的可塑性（use-dependent

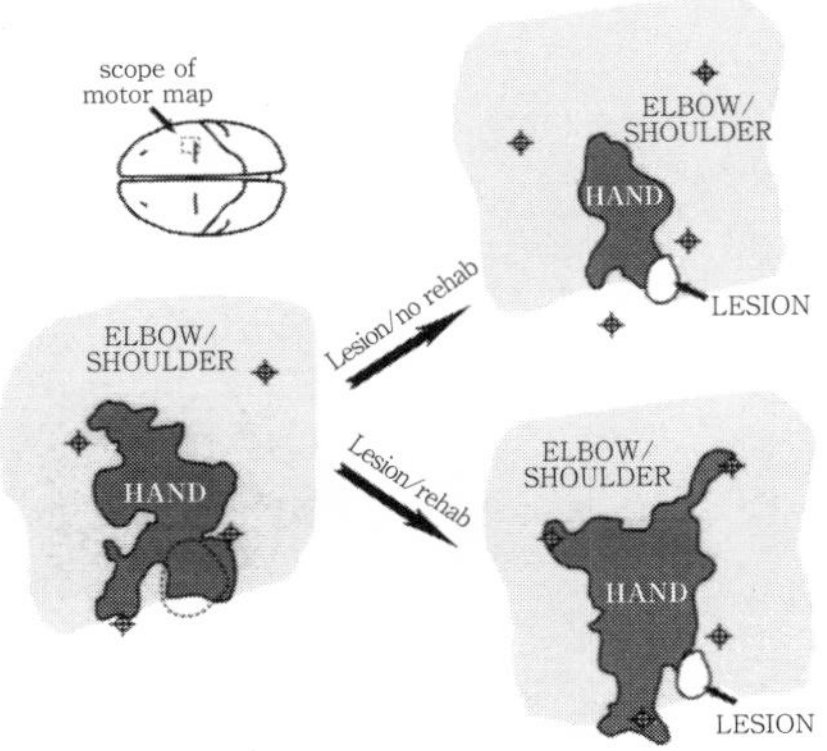

図 2.3　人口脳梗塞後の機能地図の再構築（Nudo, 2001）

サルの手の領域に人工的に虚血状態を作り，脳梗塞を起こした（左図点線部分）．その後，手を使わないでいると，手の領域は減少した（右上）．逆に，手を使うよう訓練を行った場合，手の領域は拡大した（右下）．

plasticity）が関与することを示している。本書の第3章以降で紹介するパラリンピアンの脳に観察される再編は、使用依存的可塑性に加えて、身体の一部の損傷や喪失に対する代償性反応が大きな役割を担うことを示唆するものである。

脊髄の可塑性

従来、他の中枢神経とは異なり、脊髄の神経回路に可塑性はないと考えられてきた。しかし近年の研究からは、脊髄には従来考えられていた以上の柔軟性があり、ある程度の学習あるいは適応能力があることがわかっている（Rossignol, 1996; Muir & Steeves, 1997）。たとえば、Wolpaw のグループは脊髄伸張反射経路を対象とした一連のユニークな研究において、この経路の可塑性を見事に実証している（Wolpaw, 2007）。

彼らはラットやサル、ヒトの伸張反射あるいはH−反射[1]の出力をオペラント条件付けし、それらの出力を増大または減少させることができることを示した（Wolpaw, 2007：図2・5）。そして、

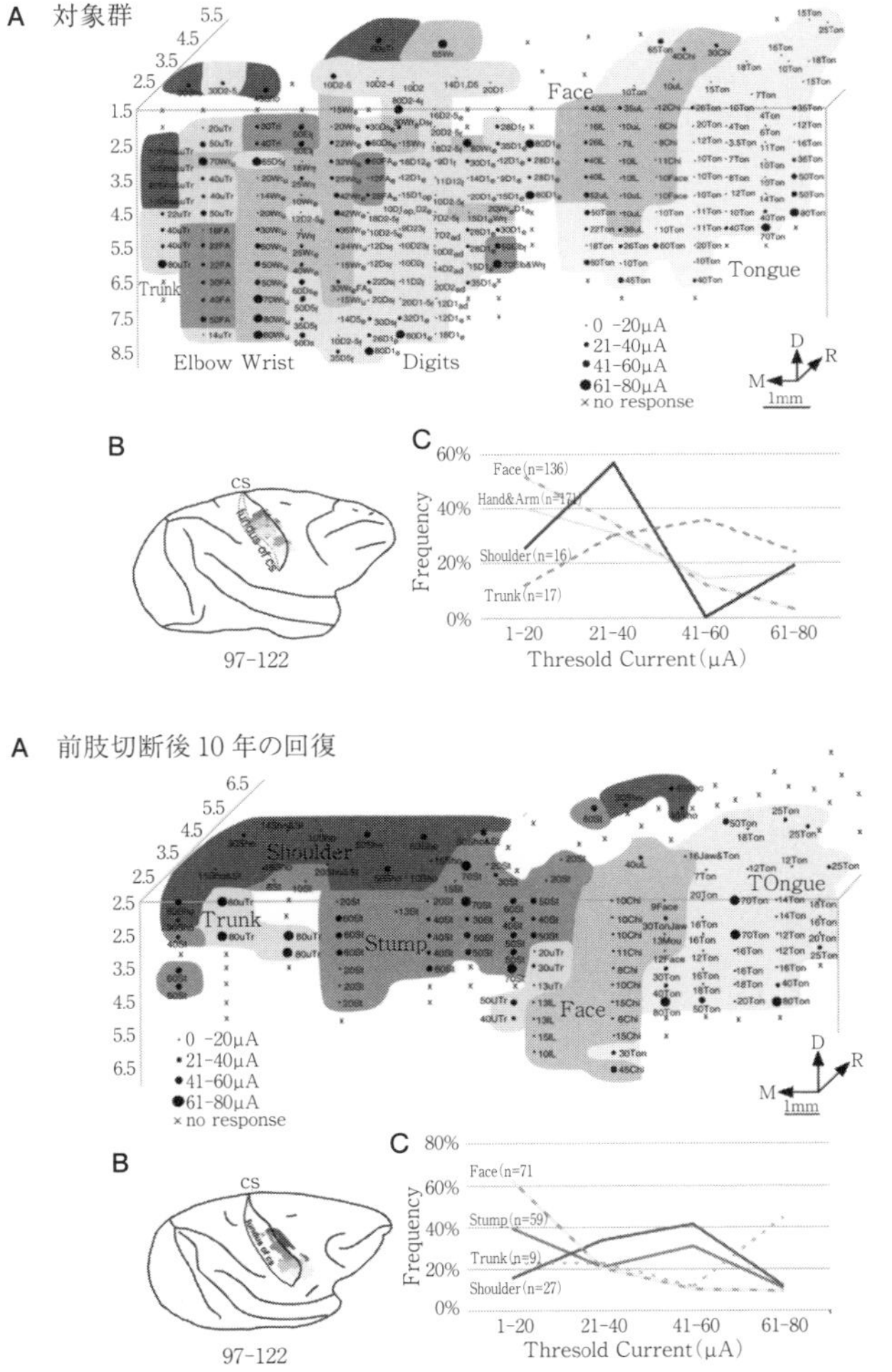

図 2.4 前肢を切断したサルの一時運動野に見られた再組織化 (Wu & Kaas, 1999)

1 感覚神経を電気的に刺激することで誘発される伸張反射の一種。脊髄の運動ニューロン興奮性の指標となることからH-反射を誘発する手法は人間を対象とした神経科学研究においてよく用いられている。

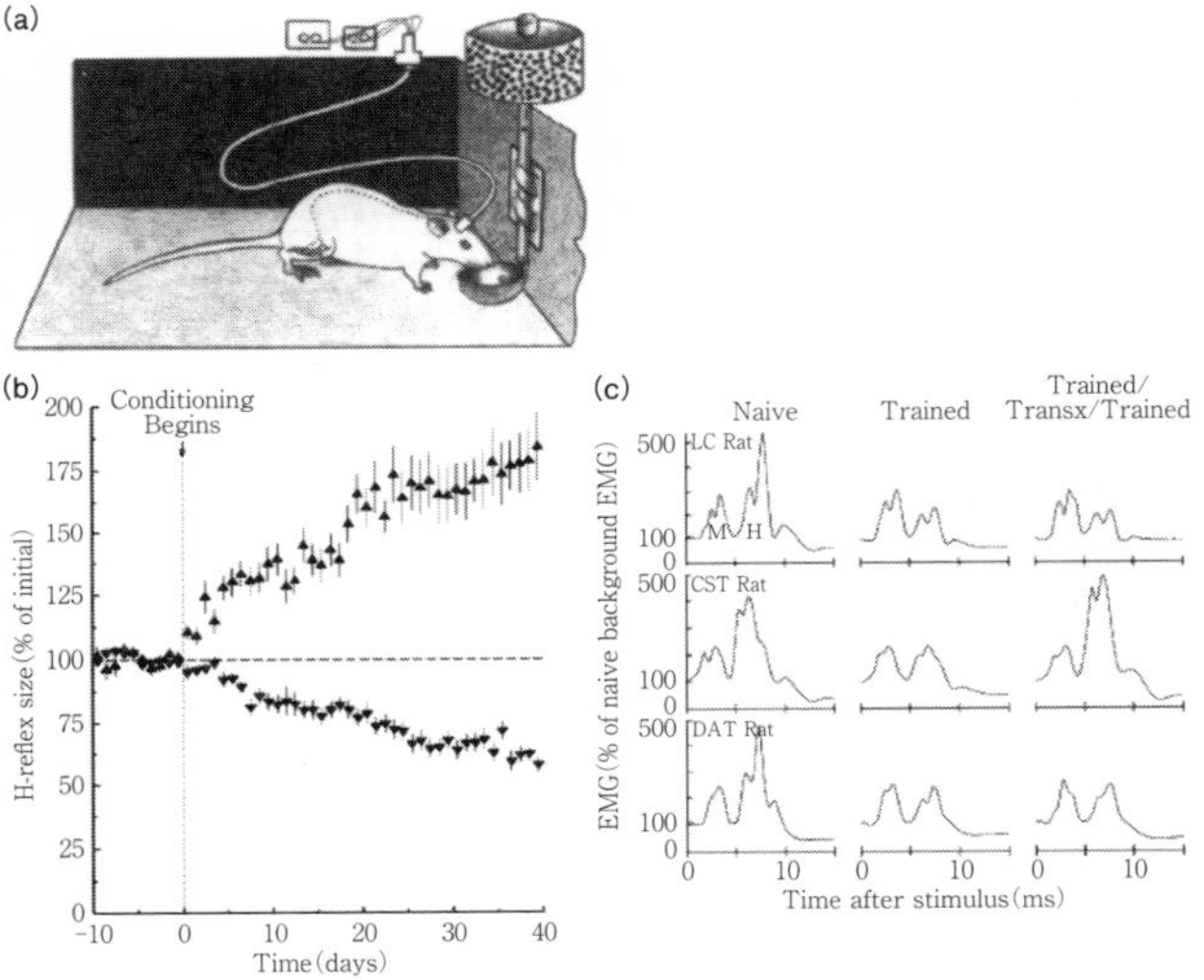

図 2.5　Wolpaw のグループによるラットの H－反射のオペラント条件付けの例（Wolpaw, 2007）

ラットが H－反射の振幅をオペラント条件付けにより増大または減少させることができることを示した．

そのような条件付けは皮質脊髄路を切除すると生じないことから、この経路を介する下行性入力が重要な役割を演じていることを見出している。Wolpaw らの実験モデルは、本来随意的な調節が利かない脊髄反射経路の入出力特性が長期的訓練によって修飾されうることを実証しており、極めて興味深い。彼らは、不全脊髄損傷者を対象としてH－反射を低下させるオペラント条件付けトレーニングを行い、それが歩行改善に有効であることも報告している（Thompson *et al.*, 2013）。

　長期に及ぶ特定運動課題のトレーニングが、ヒトの脊髄反射を特異的に変調させることも報告されている。Nielsen らは、ベルギーの有名なバレエ団のダンサーを対象としてヒラメ筋H - 反射を調べ、それが他の競技を行っている被検者のH - 反射に比べ、特異的に抑制されていることを見出した（Nielsen *et al.*, 1993）。

バレエダンスでは、独特なつま先立ちを繰り返す。それは、ヒラメ筋に代表される下腿三頭筋の収縮と、前脛骨筋など足背屈筋群の収縮が同時に行われる共収縮を伴う。そのような特殊な運動課題が日常的に繰り返されることで、シナプス前抑制の増強と相反抑制の減弱が生じ、結果としてヒラメ筋脊髄運動ニューロンでのIa群感覚線維入力に対する伝達特性が可塑的に低下したと考えられる。Kim ら（2020）は、さらにバレエダンサーの伸張反射経路の特異的な伝達特性低下は高齢になっても保持されることを見出し、運動系の可塑的な変化は長く維持されることを実証した。このような特殊な運動課題に対する脊髄反射の適応は、他の競技者（陸上短距離、長距離選手、水泳など）においても報告されている。

図2・6は、長期間（一〇年以上）習慣的に水泳のトレーニングを続けている被検者のヒラメ筋伸張反射と、同年代の対象群の伸張反射を比較したものである（Ogawa *et al.*, 2009）。水中運動は、陸上とは異なり、浮力によって重力の負荷が軽減するとともに、水の粘性抵抗で進行方向に対する抵抗力が大きい特殊な物理環境における運動となる。図2・3の伸張反射の結果は、関連する要因が多く存在するため一概に結論付けることはできないが、水中の環境下で長期にわたる運動を行ってきたことに対する脊髄の適応と解釈することもできる。

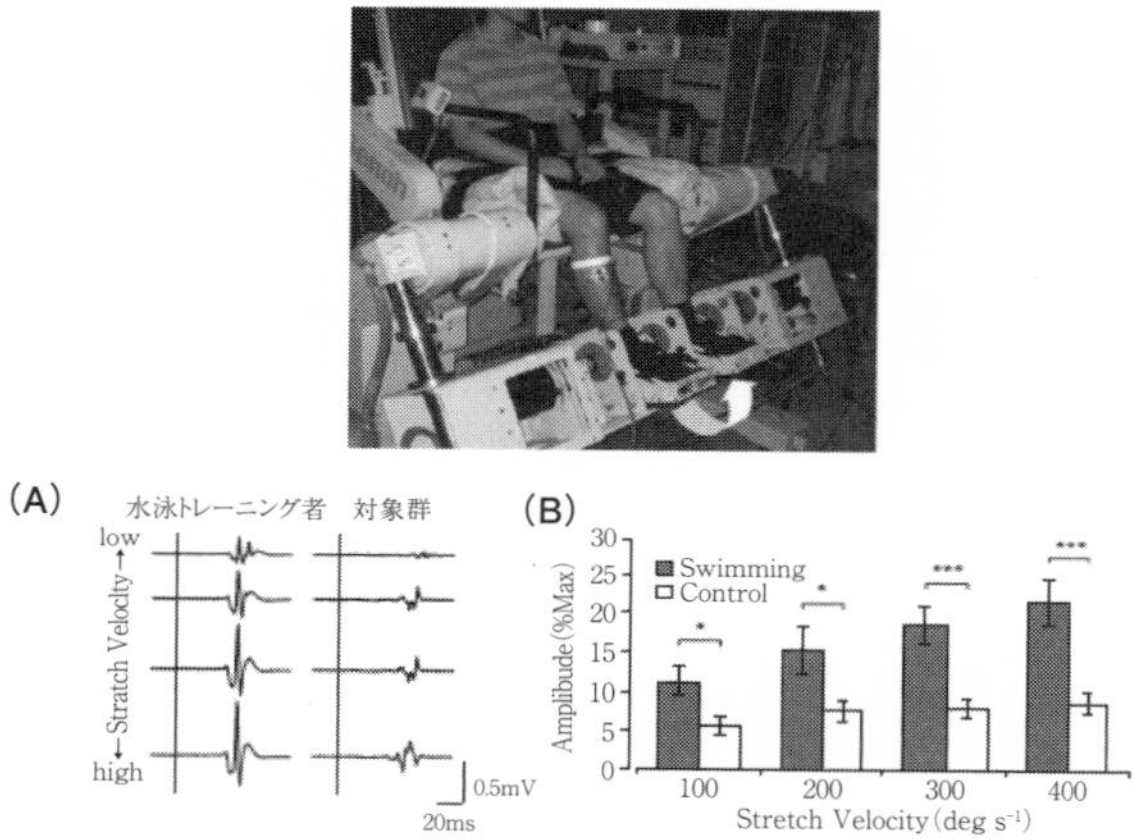

図 2.6 水泳のトレーニングを続けている被検者のヒラメ筋伸張反射と同年代の対象群の伸張反射の比較（Ogawa *et al.*, 2009）

交通事故などで、外力によって脊髄が損傷されると、単に脳との連絡が遮断されるだけではなく、脊髄自体にさまざまな変化が生じる。損傷後の脊髄に生じる可塑的変化は、受傷後の神経発芽（sprouting）に代表される傷害由来の解剖学的可塑性（anatomical plasticity）と、既存神経回路内のシナプス伝達効率が修飾されるシナプス可塑性（synaptic plasticity）とに分けることができる（Muir & Steeves, 1997）。リハビリテーションとの関連では、シナプス可塑性が本質的に重要な役割をもつ。とりわけ、再生医学の進歩により損傷脊髄の再生や再結合が現実味を帯びてきた今日、トレーニングによって神経回路がどの程度の可変性を有するのかは、明らかにされなければならない不可欠の研究課題である。パラリンピアンの脳はまさにその可能性を実証的に示すモデルといえる。

脊髄にも神経活動の可塑的変化があることは、比較的近年になって認知されるようになった。パラリンピアンの脊髄神経回路にも特異的な再編が生じている可能性がある。今後、パラリンピアンの脊髄神経回路の再編、特性についてもデータを集積し検証することで、新たな発見があるかもしれない。

第3章　パラリンピアンの脳

1　義足のアスリート――両側運動野活性化の衝撃

事故や病気などで四肢の一部を切断したり、先天的に四肢の一部が欠損していると、文字通り五体満足の人に比べて著しい運動機能の障害を負うことになる。四肢の部分的欠損は義手・義足と呼ばれる装具、すなわち〝人工の手足〟を用いることである程度補うことができる。

パラリンピックには、この義足装着者が出場できる競技が数多く存在する。以下で取り上げる義足の競技者は、陸上競技、なかでも走り幅跳びと走高跳びでパラリンピックで優勝、準優勝、入賞を果たした選手たちである。

マルクス・レーム

マルクス・レーム（Markus Rehm）選手はドイツのパラリンピック走り幅跳び選手で世界記録（八メートル四八センチ）保持者である（図3・1）。一四歳時のウェイクボード中の事故が原因で、彼の右下肢は膝関節の下部で切断されている。このときの事故の様子、右下肢膝下切断に至った事情、その後の入院生活などは彼自身のホームページ[1]に赤裸々に述べられている。以下にかいつまんで、概要を述べよう。

その日彼は、父とともに訪れたシュヴァルザッハの湖でウェイクボートの練習をしていた。夕食前の最後の練習をしていたとき、他のボートが彼が水中にいることに気づかず彼の上を通過したため、プロペラに脚を巻き込まれてしまった。それによって右脚に大けがを負い、最終的に右膝関節より下から切断せざるをえなくなったのだという。

その後、二〇歳のときにスポーツを始め、二三歳時には幅跳びのF44クラスで世界チャンピオンになった。

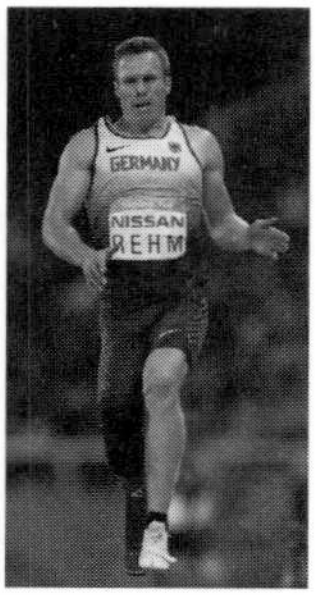

図 3.1　マルクス・レーム（Wikipedia より）

二〇一六年、レームはこの障害クラスでの世界記録八メートル四〇センチを打ち立てた。一躍、パラリンピックのみならずオリンピックの走り幅跳び種目の金メダル候補となると、義足の性能が疑問視されるようになった。そして、国際陸連から、義足が記録向上に有利に働いてはいないことを証明する科学的根拠が提出できなければオリンピックへの出場を認めないと通告されたのである。結局、彼が提出した科学的データは、義足性能の高さが彼の記録向上に影響していないことを合理的に示すとは認められず、リオオリンピックに出場することはできなかった。

筆者はニュートラルな立場からもこの議論に口を挟む意思はないが、まぎれもない事実は、彼が同一性能の義足を用いて記録を伸ばしたことである。この事実からは、彼の記録の向上は、トレーニングによる義足を使いこなす技能の向上、あるいは筋力など体力面の大幅な向上、これらのいずれか、あるいはその両者によって達成された可能性が大きいと考えるのが合理的であろう。

（a）脳機能検査

筆者らは、レームのすごさを取り上げたテレビ番組の制作協力で、彼の脳を機機能的脳画像検査法（ｆＭＲＩ）を用いて調べる機会を得た。しかし、その当時は義足選手の脳を調べたことがなく、何を調べたらいいのか、手探りの状態であった。そこで、義足というういわば道具が彼の脳の中でどのように扱われているのかについて調べようということになった。おそらく脳はそれを身体の一部のように認識しているであろうから、その証拠を脳科学的に見出せないか、ということを考えて実験を計画した。

アスリートに限らず、義足を使用している人は義足に感覚があるように感じることはよく知られ

1　https://en.wikipedia.org/wiki/Markus_Rehm

ており、義足が身体化するという表現をすることもある。まさにこの身体化に着目したわけである。そして、全体の実験の中でまず、下肢の筋肉を動かすときに活動する一次運動野の領域を把握しておこうということになった。そのために、下肢の三関節、すなわち足関節、膝関節、股関節それぞれを単独で動かしてもらい、そのときの脳活動をｆＭＲＩを用いて調べたのである。

まず主たる実験である〝義足の身体化〟を調べる実験結果であるが、こちらからは、残念ながらはっきりした特徴を見出すことができなかった。それに対し、一応調べておこう、という程度の位置づけであった第二の実験は、私たちが実験前に予想だにしない結果となったのである。実験の内容と結果をもう少し丁寧に説明しよう。

（b）ｆＭＲＩ実験

実験の目的は下肢の各関節周りの筋を等尺性収縮させる（関節角度を変えずに筋肉に力を入れる）際の脳活動部位を明らかにすること、つまりそれぞれの関節周りの筋肉を活動させる際の脳活動を調べることで、それを実行する運動野の機能マップを作製することが目的であった。レームが実施した運動課題は、ＭＲＩ（シーメンス、三テスラ）のガントリー内で仰向けになり、左右下肢関節周りの筋肉をそれぞれ一定のペースで周期的に活動させる課題であった。すなわち、（1）足関節底・背屈運動、（2）膝関節周囲筋収縮、（3）大臀筋収縮、を左右それぞれの脚で行った。レームは頭部コイルに設置された鏡越しにスキャンルームに設置されたディスプレイを見ながら、それぞれの課題を行った。ディスプレイには課題の種類（安静条件含む）が文字で示され、提示中はその課題を行う。なお、レームは右下腿切断のため、足関節はない。そのため、右足関節の底背屈課題は、無い部分をあるものとみなして動かす指令を発するよう努力してもらった。

その結果、ｆＭＲＩにより検出された脳の活性領域は、右膝関節を除き、いずれの関節周囲筋を随意収縮させた際も対側の運動野を中心に強い活動が観察された（図３・２）。これは随意筋収縮の指令が皮質脊髄路を介して対側の運動野細胞から脊髄に送られていることに対応しており、いわば極めて教科書的な結果が得られたことになる。

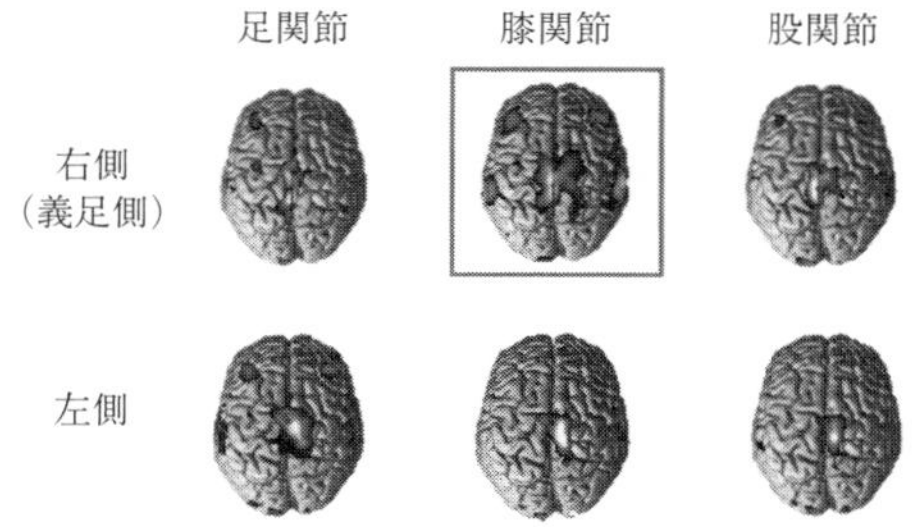

図 3.2　レームが下肢関節周囲筋を収縮させたときに活動がみられた脳領域

義足側膝関節周囲筋の活動時にのみ両側性の運動野活動が観察された.

しかし、驚いたのは次の結果である。義足に直結している右側の膝関節周囲筋を動かすときにだけは、なんと同側運動野の活動も観察されたのである。第2章（「b．皮質脊髄路」参照）で述べたように、一次運動野の錐体細胞から発せられる指令は皮質脊髄路を下降して、延髄錐体で反対側の脊髄を下降し、運動ニューロンを発火させ、それが接続している対側の筋肉を収縮させる。すなわち、右の一次運動野から出た指令は、左側の筋肉を収縮させる交叉性支配を形成している。さらに、健常者では右の脳は単独で身体の左側の筋を動かし、左の脳は単独で右側の筋を動かす、というように対側片側のみで身体を動かしている。ここで明確にしておきたいのは、健常者では右の脳が右半身を動かすことはないし、その逆（左の脳→左の身体）もないという点である。専門用語で表現すると、健常者では同側の脳は同側の筋肉を動かすことはできない、という言い方になる。

健常者では稀にしか見られない同側性の脳活動は、脳卒中後の患者や脳性麻痺の人においてはしばしば観察されることがある。私たちの身体にはそもそも同側の皮質脊髄路が備わってはいるが、通常の発育発達段階において使われないようになり、健康な人では脳活動上も同側の活動は観察されないのであるが、脳損傷後の代償作用として、同側皮質脊髄路が使われるようになることがあると考えられている。

しかしレームのこの実験において、まさか同側の脳活動が観察されるとは、私たちは夢にも考えていなかったため、義足側膝関節制御において観察された同側性の脳活動が何を意味するのかは、この時点でまったく不明であった。そこで、そもそも義足使用者でこのような現象がみられるのか、あるいは幅跳び選手において共通の現象なのか、についてまずははっきりさせることが必要と考え、それぞれ同様な検査を実施した。その結果を図3・3に示す。

義足使用者のグループ、幅跳び選手のグループともに、レームに見られたような脳活動を示す人は一人もいなかった。このことは、単に義足を使用している、あるいは幅跳びのトレーニングを行っていることと同側性の脳活動に強い関連はないことを示している。とすると、レームに生じたことは、義足を用いた特殊な運動スキル、すなわち幅跳びで好記録を打ち立てようと、特異的なスキル習得のために継続的に実施してきたトレーニングとの関連が強いと考えられる。いうまでもなく、義足で全力疾走中に踏み切り版を蹴って思い切り遠くへジャンプするための技術は、日常生活ではまったく必要とされない。つまり、この競技に必要な、義足を用いた極めて特殊な技術を磨くために日々行っているトレーニングの結果、いつしかレームの義足を最終的に制御している筋が脳の両側支配を受けるようになったと考えるのが、自然な解釈であろう。

　レームを対象としたこの実験によって、私たちは思いがけず極めて興味深い結果を得ることができた。しかし、この時点では、次の疑問が残ったのである。それは、まず第一にレームで観察された義足を最終的に動かしている筋の脳両側支配は、レームに特有なことなのか、義足のアスリートに共通する神経支配なのか、という疑問である。これに対しては、レーム以外の義足のアスリートを調べることで答えることができる。そこで筆者らは、レームと同じ下腿切断アスリートを対象としてレームのときとまったく同じＭＲＩ実験を行った。

　また、実はこのときにはもう一つの疑問が残っていた。それは、ｆＭＲＩで観察された両側運動

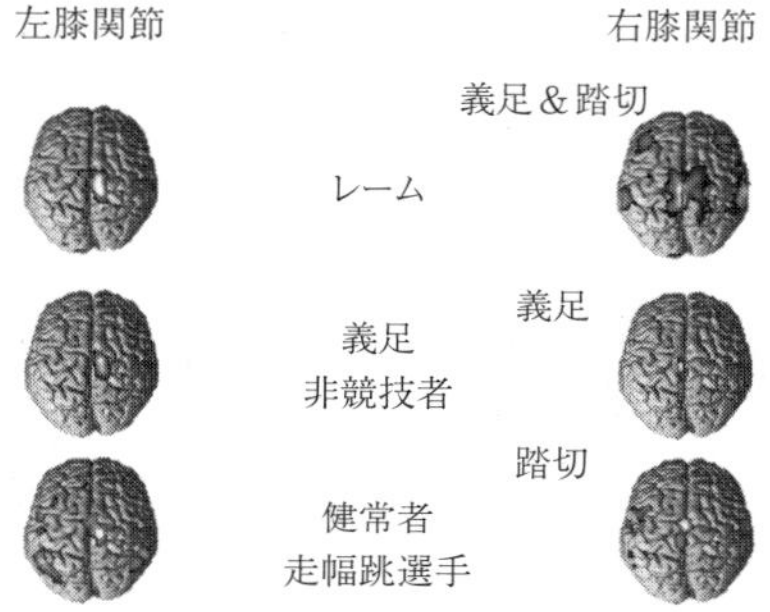

図 3.3　レームと義足の非競技者，健常幅跳び選手の膝関節周囲筋収縮時の脳活動領域の比較

両側性の運動野活動が認められたのはレームの義足側膝関節のみであった．

野の活性が両側皮質脊髄路の動員（その経路が用いられること）を意味しているのか否かであった。前述したように健常者では随意的な筋収縮時には対側皮質脊髄路しか動員されないが、レームで見られた両側運動野の活性化は、同側皮質脊髄路の動員を意味しているのかどうかがわからなかったのである。この疑問に答えるためには、ＴＭＳで運動野を刺激し、同側皮質脊髄路の動員の有無を確認する必要があった。そこで、次の実験では、レームのときと同一のｆＭＲＩ実験とともにＴＭＳ実験も実施した。

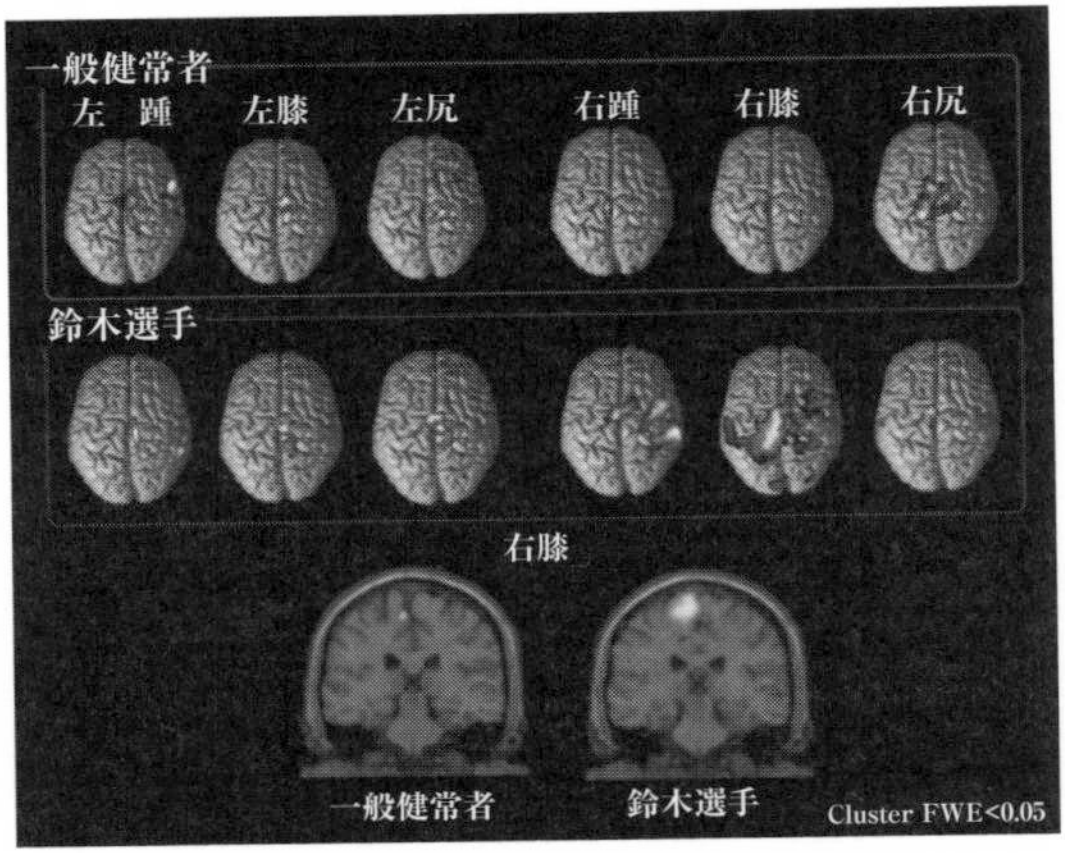

図 3.4　鈴木選手が各課題を実施した時の脳の活動領域と一般健常者（control）との比較

鈴木徹

この実験では、走り幅跳びのアジア記録保持者であり、パラリンピック四位の鈴木徹選手（Ｓ）を対象とした。まずｆＭＲＩ実験の結果から説明しよう。図３・４が鈴木選手の結果である。

この図から明らかなように、結果は、鈴木選手にも義足側の膝関節周囲筋を収縮させるときにのみ、同側性の活動があることを見事に示していた。この結果は、レームや高跳び選手に観察された

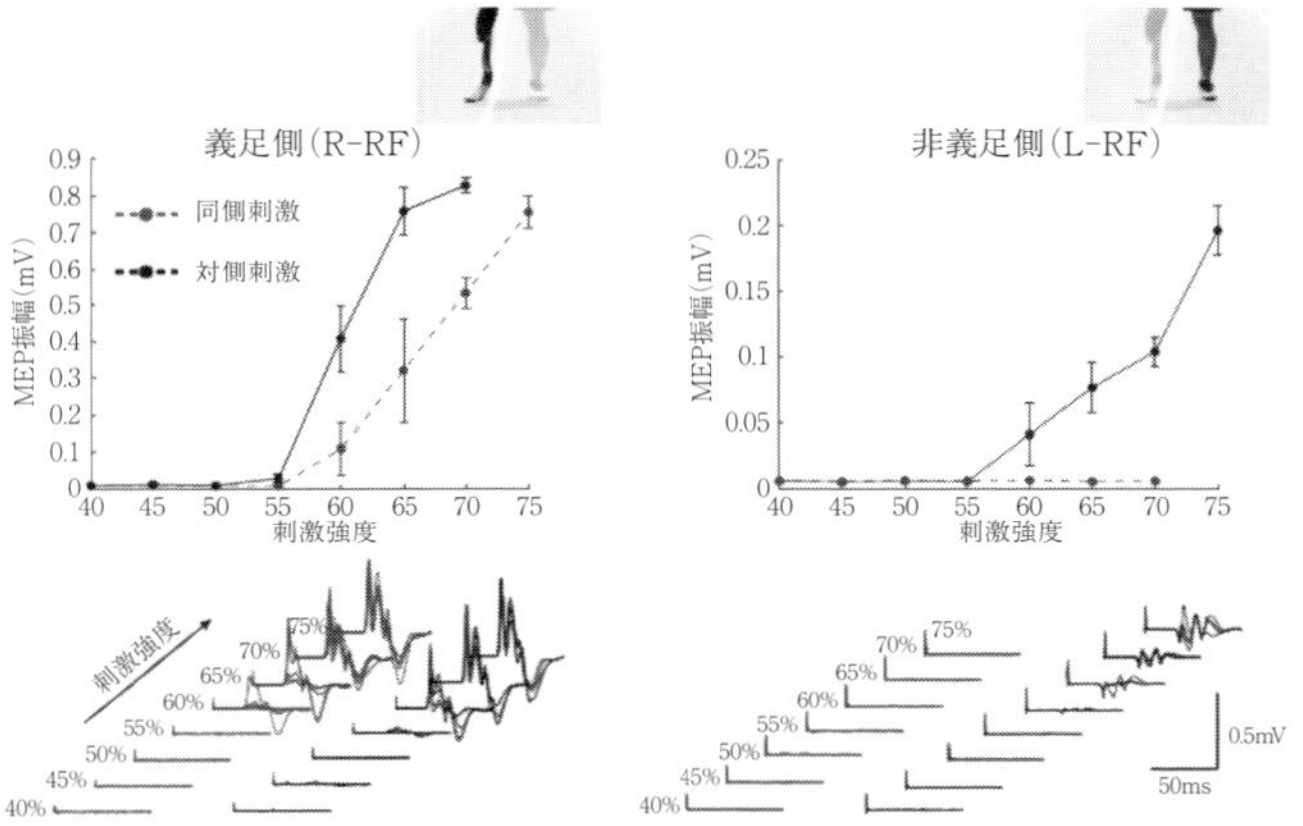

図 3.5　義足側大腿直筋と健側大腿直筋に誘発された運動誘発電位（Motor Evoked Potential: MEP）（下段）とそれを基に作成した刺激強度－振幅関係（I/O 曲線）

義足側大腿直筋には同側運動野刺激時にも MEP が誘発された.

同側性の脳活動が、義足使用者に共通する特徴ということではなく、むしろスポーツトレーニングを継続的に行ってきたこと、高度な義足操作を習得していること、との関連が強いことを示している。

私たちは次に二つ目の疑問に答えるべく、経頭蓋磁気刺激法（ＴＭＳ）を用いて、義足肢で観察された同側運動野の活動が、同側皮質脊髄路の動員に起因するのかを、膝関節伸筋である大腿直筋（ＲＦ）をターゲットとするＴＭＳ実験により調べた。図３・５はその結果である。

この図に明らかなように、義足側ＲＦでは同側運動野刺激時に著明な運動誘発電位（ＭＥＰ）が発現し、同側皮質脊髄路の活性化が確認された。ＲＦの運動野支配領域は中心溝頭頂部近辺にあるため、ＴＭＳ刺激強度が高

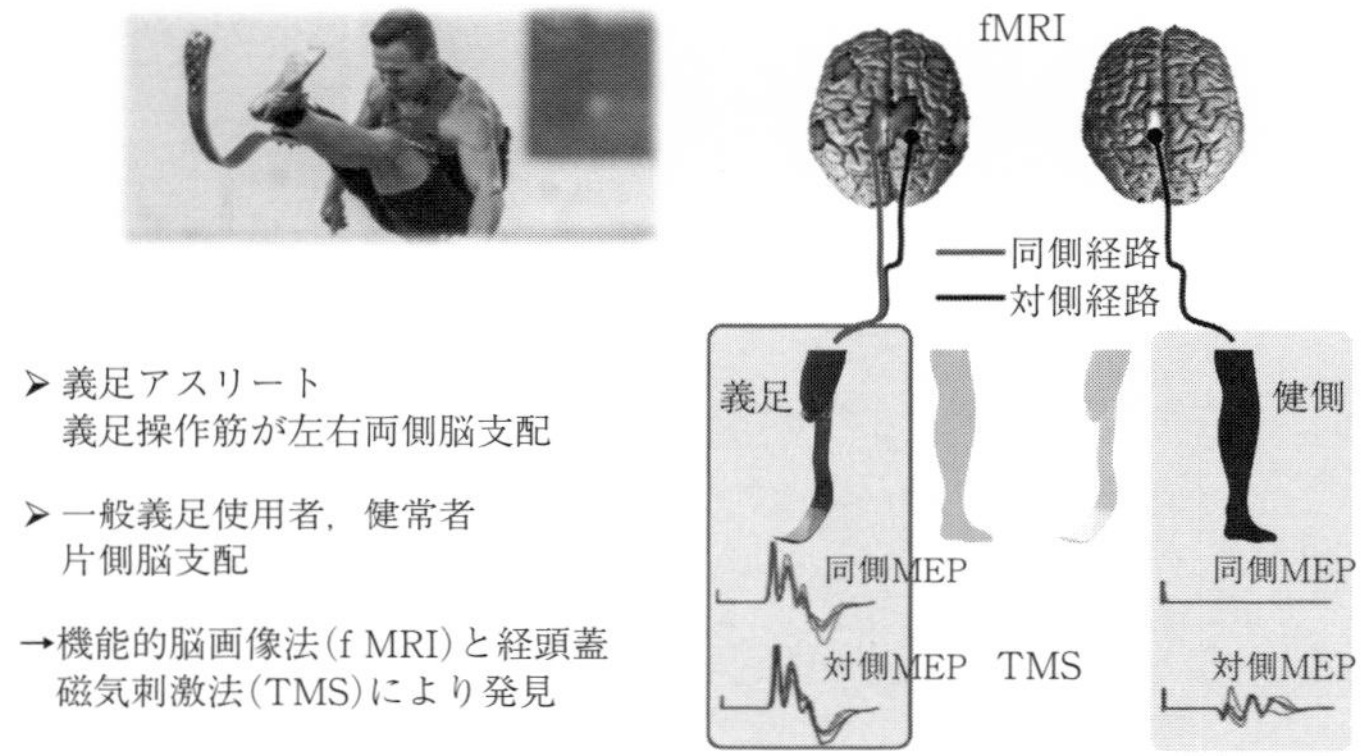

図 3.6　レーム選手と鈴木選手の結果から考えられる神経機能についてのまとめ

くなると刺激の広がりにより、対側も刺激される確率は高くなると考えられる。しかし、鈴木選手の場合、はじめてMEPが発現する刺激強度（運動閾値）が同側においてむしろ低く、刺激電位の伝搬では説明がつかない。刺激強度とMEP振幅の関係（IO曲線、通常s字曲線）から定量化される皮質脊髄路の興奮性もむしろ同側で高いという極めて特殊な反応を示した。これらの結果は鈴木選手の場合、義足を最終的に操作する主要筋の同側皮質脊髄路興奮性が著明に更新していることを意味し、fMRIの結果は同側皮質脊髄路の活性化に起因することを強く支持している（図3・6）。

同側皮質脊髄路は通常、健常者では、特に四肢の筋では使用されない。脳性麻痺や脳卒中患者の一部でこれが使用されるようになる例はこれまでも知られていたが、義足使用者において、しかも義足を最終的に操作する筋においてのみ同側皮質脊髄路が使用されるという例は、私が知る限り報告されていない。今後、切断部位や切断後経過年数、競技特性などを整理し、同側皮質脊髄路活性化をもたらす神経学的機序を明らかにしたい。

山本篤

ここまでに紹介した二名のパラアスリートは膝下切断、つまり膝関節までは残存し、下腿以下での下肢を切断している選手の例であった。これから紹介するのは、膝下切断よりも障がいの程度は重度となる大腿切断の選手である。大腿切断は文字通り大腿のいずれかの部位での下肢切断を指す。下肢の膝関節と足関節を喪失するので、最終的には股関節で義足を操作しなければならない。股関節と膝関節を用いることができる下腿切断に比べて足の操作は格段に難しくなることが容易に想像できるであろう。この大腿切断の幅跳び選手として北京パラリンピック、リオパラリンピックの陸上競技のT44クラス（片側膝下切断）で、銀メダルを獲得したのが山本篤選手である。

山本選手は高校二年生のときにバイク事故がもとで左脚の大腿部から下を切断した。もともとバレー部に所属して活躍するなど高い運動能力を持っていたようである。彼は自分自身が義足を使用するようになったことで義足に興味を持ち、高校卒業後、義肢装具士養成コースがある専門学校に入学した。その学校で陸上競技に出会い、以後、陸上競技に没頭することになる。大阪体育大学に入学後は、バイオメカニクスの研究室で自身を対象とするいわば当事者研究を始め、合理的なフォームを科学的に探究するようになる。彼の競技歴を見ると、大阪体育大学入学後に記録を大きく伸ばしていることがわかる。

そして、二〇一二年のロンドンパラリンピックでは日本陸上チームのキャプテンを務め、一〇〇メートルで六位、二〇〇メートルで八位、走り幅跳びで五位に入賞した。二〇一三年のIPC陸上競技世界選手権大会では走り幅跳びで金メダルを獲得し、二〇一四年のアジアパラ競技大会では、一〇〇メートル、走幅跳、四〇〇メートルリレーで金メダル、二〇〇メートルで銀メダルと四種目でメダルを獲得した。

(a) MRI検査

私たちは、先のマルクス・レーム選手と鈴木徹選手の結果から、「義足を使用して、日常生活にはない高度なスポーツスキルのトレーニングを継続的に実施すると義足を最終的に操っている筋の神経支配は通常の片側交叉性支配から両側支配に変わる」との仮説をもった。もしこの仮説が正しいのであれば、山本選手のような大腿切断のスポーツ選手の場合、股関節が最終的に義足につながっているので、股関節周りの筋の神経支配が両側性になるはずである、と予想が成り立つ。私たちはこの予想を検証するために、山本選手に、レーム選手、鈴木選手同様、MRIでの検査をお願いした。図3・7はその結果である。

この結果では、左股関節周りの筋を収縮させるときに両側性の活動がみられることが確認され、先の予想が正しいことがわかった。興味深いことに、既に喪失している足関節と膝関節周囲の筋をそれぞれ動かすようにイメージしてもらうと、対側（右側）の活動が観察され、ごくごく一般的な

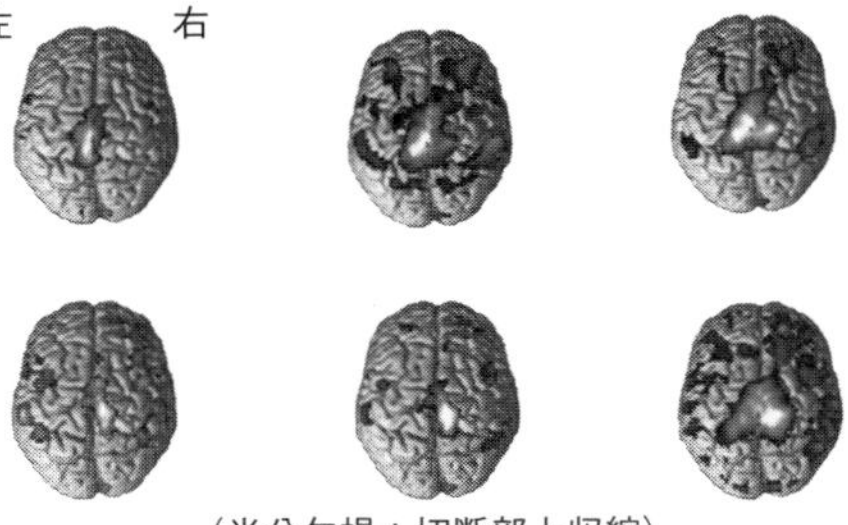

図 3.7　山本選手の実験結果

活動パターンが脳の運動野に生じることが確認された。これらの結果はいずれもここまでに観察した下腿切断のトップアスリートであるレーム選手、鈴木選手の結果と矛盾せず予想通りの結果であった。ところが、ここで私たちはまた驚くこととなる。

図3・7の膝関節と股関節の結果を見てみよう。これらの結果はいずれも両側の活動を示しており、切断とは反対側の下肢、すなわち非切断肢にも両側支配があることが示されたのである。この結果はまったく予想していなかった。しかしその後、山本選手本人とこれらの結果を見ながら話しをする機会が得られ、これまでのトレーニングについて聞いていくなかで、次のような解釈に至った。以下にまとめて述べよう。

片側大腿切断の場合、下腿切断とは比較にならないほど非切断側の役割が格段に増す。これは両脚に何ら問題がない人、あるいは切断していない人には想像が難しいことである。しかし、確かに歩行一つとってみても、下腿切断の人であれば、義足を装着して歩けば、ほぼ健常者と変わりない歩行の動作となるのに対し、大腿義足は膝関節の柔軟な動きを再現することが難しく、非切断側による何らかの動きの補償が必要となることは想像に難くない。事実、山本選手によれば、非切断側の使い方を日ごろのトレーニングで徹底的に行っており、その技術を磨いているのだという。

つまり、現時点での私たちの仮説は、「片側大腿切断アスリートの場合、義足の操作方法だけでなく、非切断肢の動きがパフォーマンス向上にとって決定的に重要であり、しかもそれは日常生活では必要とされない特殊なスポーツスキルであるため、それを身につけるためのトレーニングの実施が非切断側の神経支配も特殊な様式へと変容させる」ということになる。

義足のアスリートまとめ

人間の脳は上肢や下肢の一部を失うと、その部位を支配していた運動皮質領域が縮小するなど、さまざまな変化を起こす。義手や義足を装着するようになるとやがてそれらが身体の一部になったかのように感じるようになる。これらは以前から知られていたことであった。また、幻肢痛と呼ばれる、切断などによってすでに失われている部位が痛く感じるという不思議な現象があることも知られている。

義足のアスリートを対象とした私たちの研究は、スポーツスキルを獲得するために必要な高度な義足操作をトレーニングすることによって、健常者ではみられない、おそらく義足アスリートに特有な脳の運動制御様式があることを明らかにした。しかしなぜ、最終的に義足を操作する筋は両側の脳が支配する必要があったのか、その機能的有利性についてはまだ答えが得られていない。この面の研究は、まさに始まったばかりである。

2　脳性麻痺水泳選手——驚異の脳機能再編

コートニー・ジョーダン

コートニー・ジョーダン（Cortney Jordan）選手は北京、ロンドン、リオの各パラリンピックに連続出場し、自由形やバタフライ競技で金一、銀八、銅三、総計一二個のメダルを獲得した元世界チャンピオンである（図3・8）。彼女との出会いこそが私をパラリンピックブレイン研究に導いたきっかけであり、そのときの衝撃は今も忘れることができない。

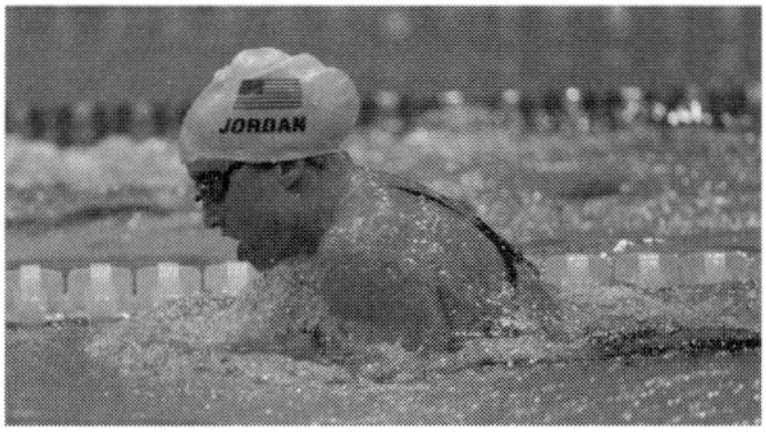

図 3.8　コートニー・ジョーダン

彼女を特集するTV番組の制作会社の依頼で、私は彼女の能力を科学的視点から調べることとなった。私は、日本障がい者スポーツ協会、あるいは日本パラリンピック委員会関連事業の一環としての体力測定および評価を通じてパラリンピック選手に関わっていたが、このときまで神経科学的視点からパラリンピック選手の特性について何かを調べるということはなかった。また、長く国立障害者リハビリテーションセンターで研究に従事していた関係で、多くの障がい者と接しており、なかにはパラリンピック選手もいたが、スポーツ選手としての彼ら彼女らを対象として研究するという機会は皆無であった。

TVプロダクションからの依頼を引き受けたのも、私が国立障害者リハビリテーションセンターで水中環境での人間の神経生理学的反応を調べる研究を実施した経験があり、彼女の水中での筋活動を調べるノウハウを持っているというのが理由であり、後に述べるような結果を予想してのことではなかった。

当時、コートニー・ジョーダンは小学校教師になるべく教育実習を受けていたため、日本での取材が困難との事情から、私たちがアメリカに赴いて短い時間でいくつかの実験を実施することになった。まず初めに調べたのはジョーダンが水泳をしているときの筋活動であった。これを調べるために、防水性の筋電センサーを全身の一六個の筋の上に装着した。図3・8にあるように彼女が泳いでいる最中の筋活動とプールサイドでの歩行中の筋活動を記録し、両者を比較したのである。

私たちは出国前に彼女の泳ぐ様子や、歩行、階段昇降の様子などを動画で見ていたため、ある程度予想はしていたはずなのだが、実際にプールサイドで彼女が泳ぐ様子を見たときは、想像以上のダイナミックな動きの迫力にまさに圧倒された。そして、プールサイドを歩いているときに露わとなる左半身の麻痺の強さとのギャップにも改めて驚かされたのである。

図3・9〜3・12はジョーダンがクロールとバタフライで泳いでいるとき、そしてプールサイドを歩いているときの筋活動を上肢の筋、下肢の筋に分けて表示している。波の振幅が大きいことは

筋活動が強いことを表している。

読者の皆さんがこれらの図を見ても、ここから何がわかるのか見当がつかないだろう。まずは四角で囲まれた部分を見てみよう。この筋は彼女の左腕、つまり麻痺が強い方の腕の筋肉である。上腕二頭筋という筋で、力こぶができる筋である。この筋は肘を曲げる働きがあるが、陸上で歩いているときに振幅が比較的そろった活動をしていることがわかるだろうか。このような筋活動を持続的筋活動（tonic activity）というが、神経系の疾患がある場合に四肢のいずれかの筋に現れることが多く、本人の意志とは無関係に筋肉を活動させるものである。特にジョーダンのような脳性麻痺や脳卒中後遺症である片麻痺などではこれがやや強くなり、痙縮（意志とは関係なく筋肉に力が入ってしまう症状で、結果として手足がつっぱったり曲がったりする）と呼ばれる症状を引き起こすことが多い。彼女の左肘関節が陸上では曲がっているのは、弱い痙縮が生じているためと思われる。

一方、水中での筋活動、クロール、平泳ぎと表示されている方を見ると大きな波が現れたり消えたり、大きく変化していることがわかる。これは、水中においてはジョーダンの上腕二頭筋には痙縮が現れず、クロールやバタフライ時の腕の動きに対応した筋活動が現れていることを意味している。つまり、陸上では痙縮によって軽度に、そして持続的に筋収縮を起こしている上腕二頭筋であるが、水中では痙縮による筋活動が消失し、クロールやバタフライに必要な上肢の大きな動きを生み出すことに貢献していたのである。この事実は、水中で筋電位を計測することで初めて確認されたといえる。

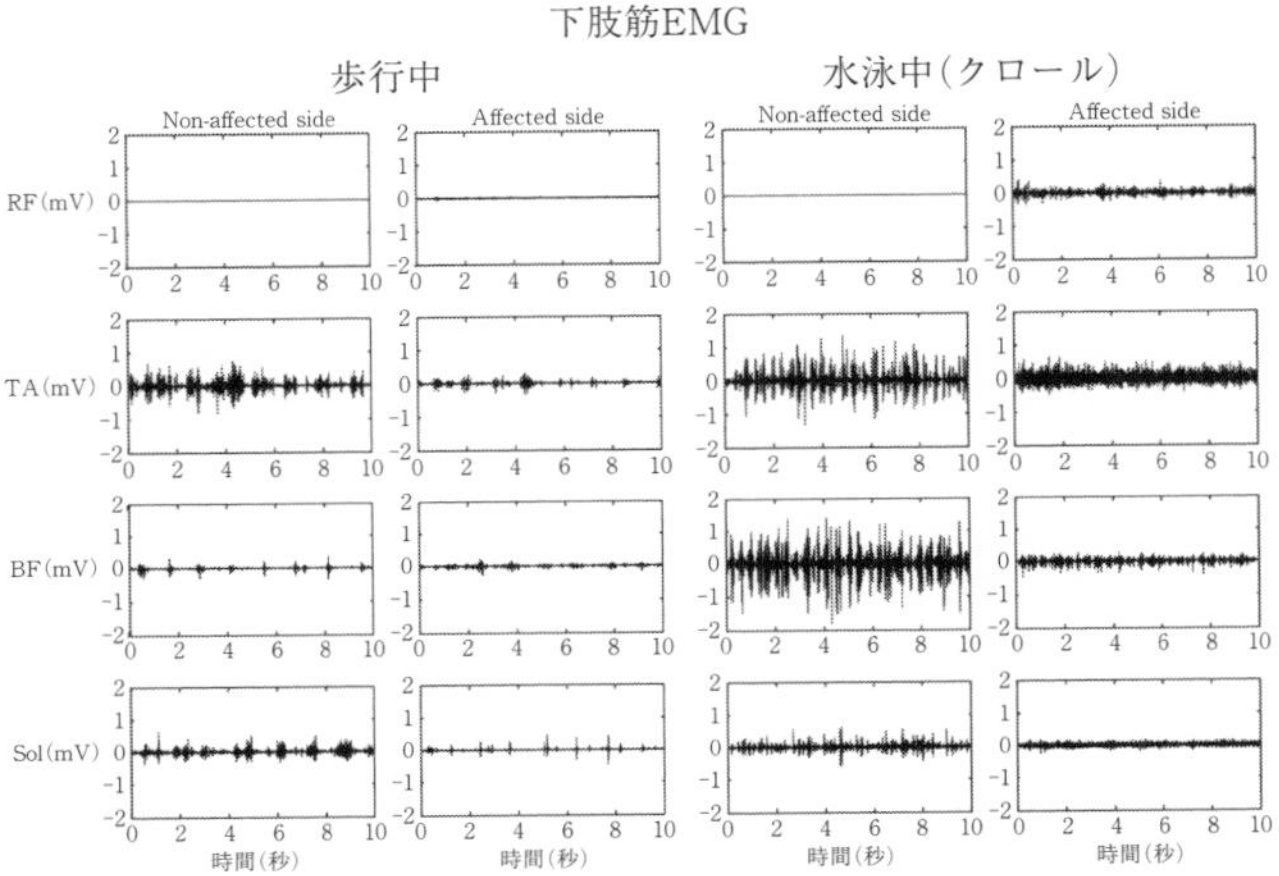

図 3.9　歩行中と水泳（クロール）中の両側下肢筋活動の例
Affected side: 麻痺が強い方の脚.

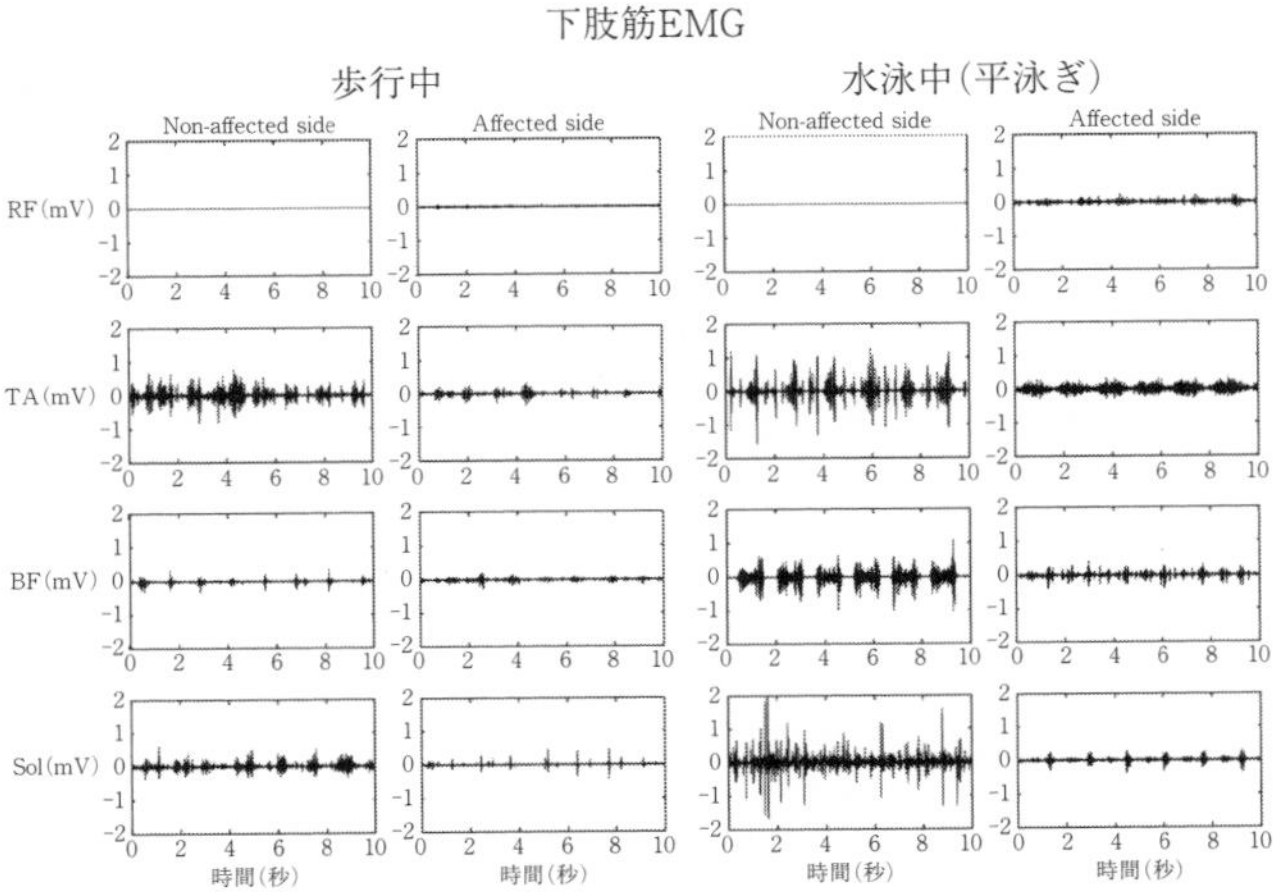

図 3.10　歩行中と水泳（平泳ぎ）中の両側下肢筋活動の例
Affected side: 麻痺が強い方の脚.

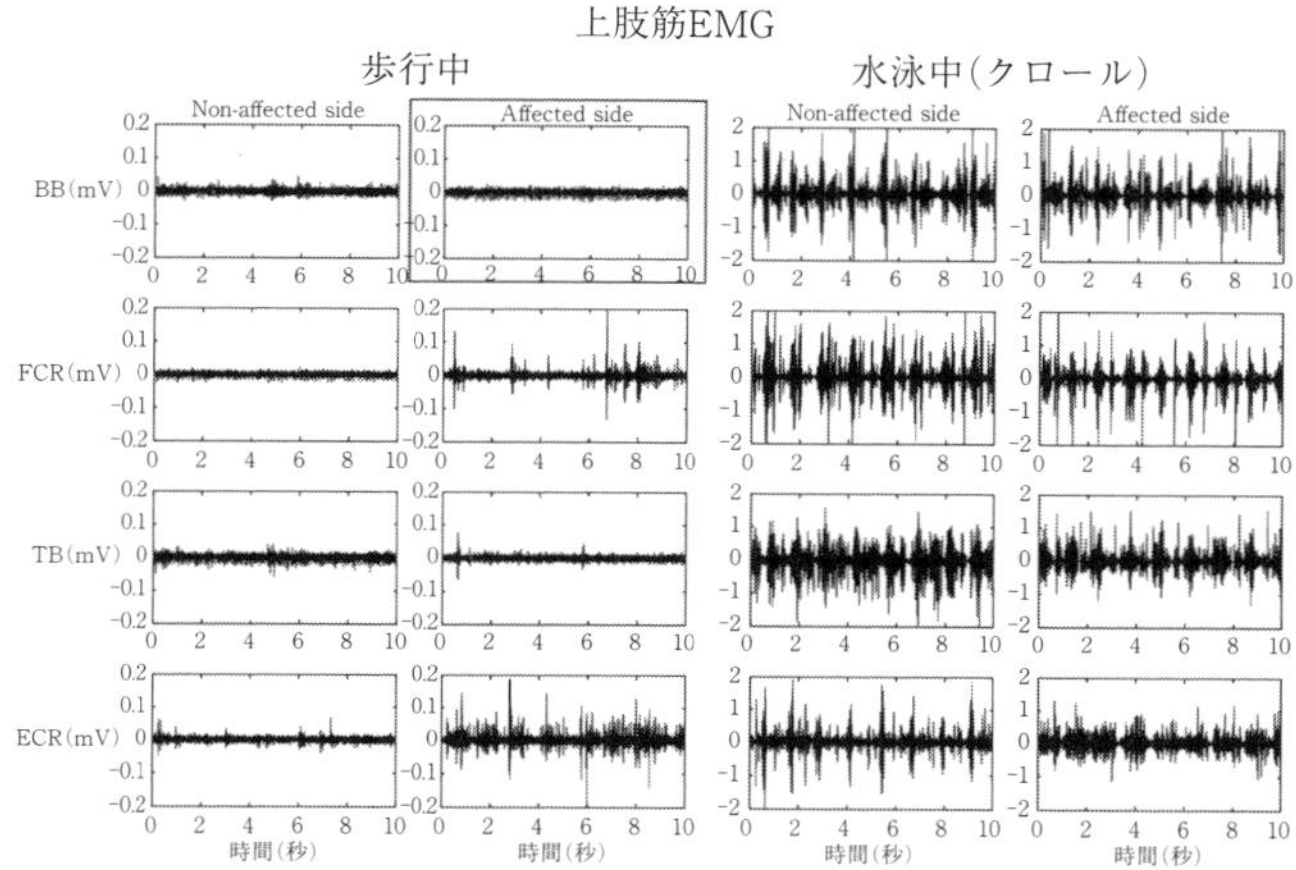

図 3.11　歩行中と水泳（クロール）中の両側上肢筋活動の例

Affected side: 麻痺が強い側．赤枠で示した上腕二頭筋（BB）は陸上では痙縮が出やすい．詳しくは本文参照．

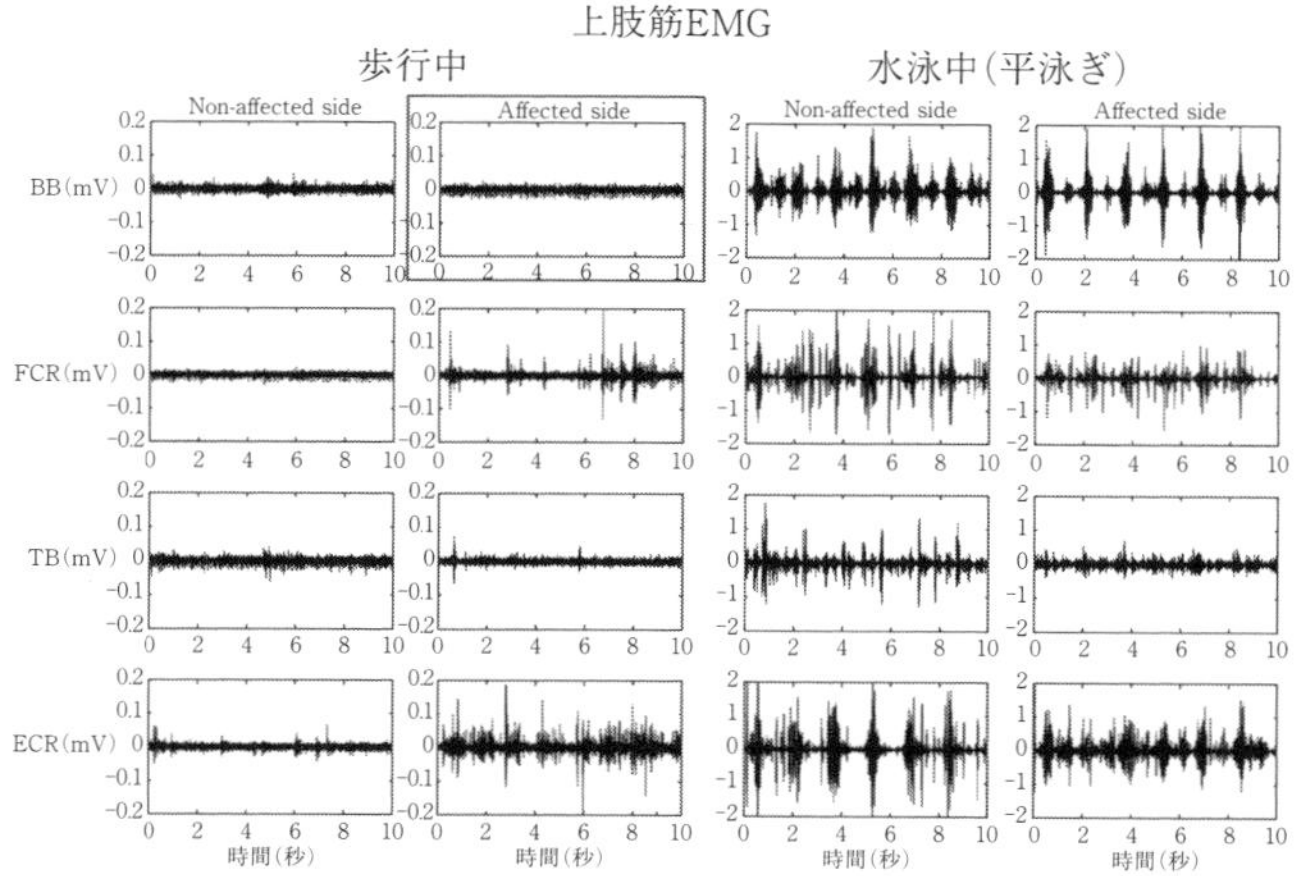

図 3.12　歩行中と水泳（平泳ぎ）中の両側上肢筋活動の例

Affected side: 麻痺が強い側．

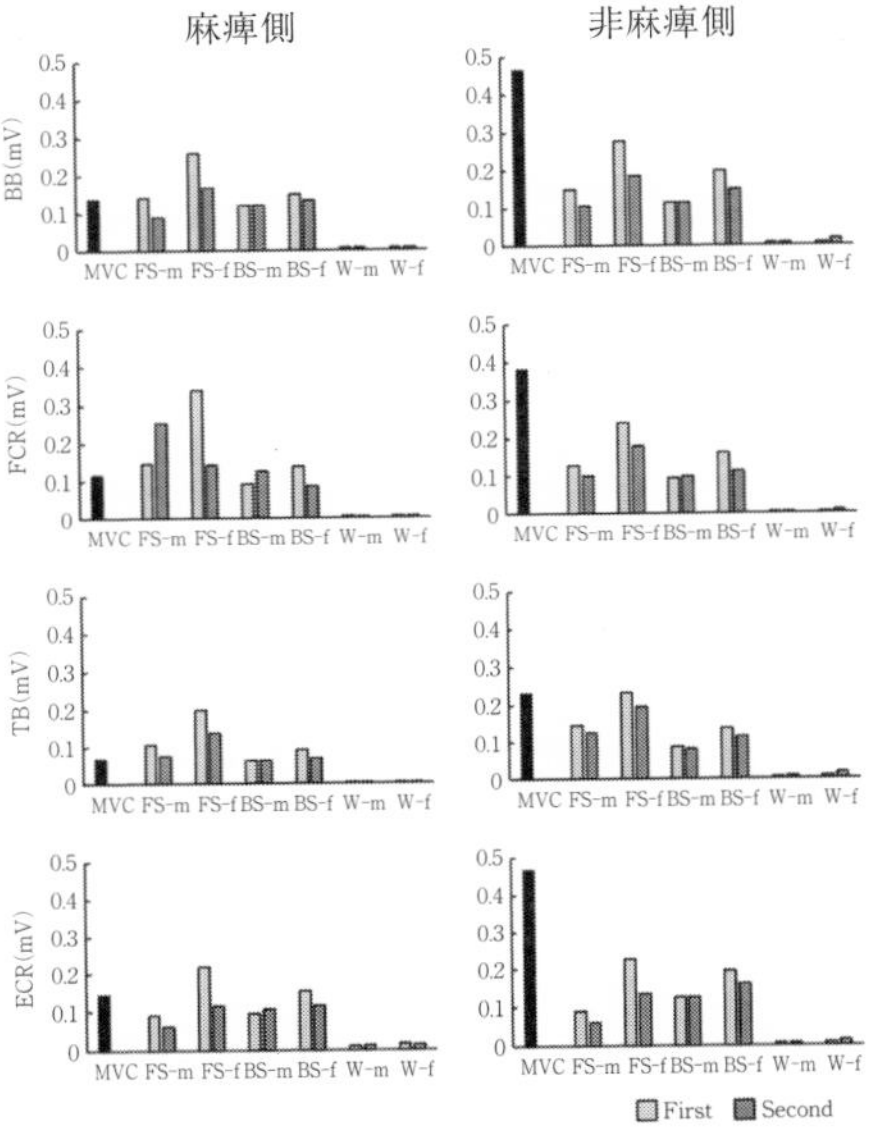

図 3.13 水泳中の上肢の筋活動レベル（グレーのバー）と最大随意収縮時（MVC）の筋活動レベル（黒バー）の比較

麻痺側ではMVCに比べて，水泳時の筋活動レベルが大きいことが多い．FS：クロール，BS：平泳ぎ，W：歩行，m：快適な速度，f：速い速度．

次に図3・13のグラフを見てみよう。このグラフは、ジョーダンが泳いでいるとき、歩いているときの上肢の筋活動（EMG振幅の大きさ）の強さを比較した図である。各筋ごとにバー（棒）グラフで強さを示している。筋ごとに示されている黒のバーとグレーで示されているバーをよく比べながら、グラフを見て欲しい。まず、非麻痺側と表示されている方を見てみよう。上肢の四筋のうち、ほとんどで黒のバーよりグレーのバーの高さが低いことがわかるだろう。手首の筋（FCR）のみ、ややクロール中のバーが高いことがあるが、他はほとんどの場合で黒のバーの方が明らかに高い。これに対して、麻痺側の筋を見ると、ほとんどの場合で黒のバーの方が低いことがわかる。この結果は何を意味しているのであろうか。

黒いバーの高さは、その筋を最大随意収縮させた際のＥＭＧ振幅の大きさを表している。最大随意収縮とは、思い切りその筋に力を入れることである。たとえば、このグラフにある上腕二頭筋を最大随意収縮させるときには、思い切り力を入れて力こぶを作ることをイメージするとわかりやすいであろう。つまりこのグラフではそれぞれの筋で思い切り力を入れたとき（黒バー）と、泳いでいるときや歩いているときの筋活動の大きさを比較しているのである。私たちが運動する際にはいつも思い切り力を出しているわけではないので、このグラフの非麻痺側の筋のように黒バーが最大になるのが普通である。

しかし、このグラフの結果は麻痺側の筋では思い切り力を出したときより、水中で泳いでいるときの筋活動の方が大きいことを示しているのである。すなわち、ジョーダンの不自由な方の腕（左）の筋は思い切り力を入れたときより、水泳中にもっと力が出ていたということである。この結果は、単純であるが重要である。なぜなら、普段は思うように動かない、思うように力を入れることができないジョーダンの左腕の筋は、水泳中には無意識下でもっと動いていることを意味しており、それがあのダイナミックな水泳の動きを生み出していることを示しているからである。ジョーダンの不自由な左腕は、陸上でももっと動きやすくなる可能性を示しているといってもよいであろう。

（a）ダイナミックな泳ぎが意味すること

この説明をする前に、脳性麻痺について説明しておこう。脳性麻痺（cerebral palsy：ＣＰ）とは「受胎から新生児期（生後四週以内）に生じる、脳の非進行性病変に基づく、永続的な、しかし変化しうる運動および姿勢の異常である」と定義されている。そして「その症状は満二歳までに発現する。進行性疾患や、一過性の運動障害、または将来正常化するであろうと思われる運動発達遅延は除外する」とされている。脳性麻痺の原因は、胎生期の感染症、遺伝子病、周生期の胎児無酸素症、出生後の脳炎、髄膜炎、などさまざまである。症状も軽度で日常生活の自立度がかなり高いレベルから、生活は全介助、あるいは生命維持が危険なレベルまでの広い範囲を含む。脳性麻痺の多くは運動や感覚の障害を有することになるが、リハビリによる回復は限定的であって決して劇的な機能回復を期待できるものではない。

そのような脳性麻痺の特徴を踏まえて、ジョーダンの水泳、言い換えると水中での身体の動きを思い出してみると、私自身は、「信じられない光景を見た」、と言っても過言ではない衝撃を受けた。前述したように、ジョーダンは、水の外では、片麻痺に特徴的な歩行スタイルと、上腕二頭筋を代表とする肘関節屈筋群の痙縮による肘の屈曲姿勢を呈している。これらは典型的な片麻痺型の脳性麻痺の特徴である。一見してすぐに障害があることが見て取れるにもかかわらず、水の中での泳ぎからはどこに障がいがあるのかすらわからない。

彼女は、「水の中で私はフリーだ」と私に話してくれた。三歳から慣れ親しんだ水の環境は、彼女をリラックスさせ、そして陸上ではコントロールし難い痙縮から解き放ち、身体を自由にするということであろうか。いずれにしても、水中という環境での幼いころからの水泳のトレーニングによって、水の中では健常者と変わらないほどの動きが可能となった。この事実は、脳性麻痺による障がいがあっても、さまざまな条件を整えることによって、今まで考えられていた以上に運動機能が改善する可能性があることを、私たちに示しているといえる。

(b) ジョーダンの水泳動作を可能としたメカニズム

では、なぜ水中において、ジョーダンはあれほどの身体の動きができるのであろうか。私はその答えを導く一つの重要なカギは、潜在的な転倒に対する恐怖感にあると考えている。この潜在的な転倒に対する恐怖感を与える要因のことを、転倒脅威（postural threat）という。転倒脅威は意識下、無意識下で私たちの身体のベースを支える反射に影響を及ぼすことが知られている。たとえば、高いビルの屋上から下を眺めたとき、私たちは多かれ少なかれ恐怖感を感じる。そのとき、脳の情動系を司る領域から、自律神経系を介して、筋の緊張度を高める機序があることが明らかにされている（Horslen *et al.*, 2013）。自律神経系の中では交感神経活動が高まることで、筋の中にある筋紡錘という筋の長さ、あるいは筋の伸張速度を検知するセンサーの感度が高まることも明らかとなっている（Kamibayashi *et al.*, 2009）。つまり、postural threat が高まると自律神経を通じて筋内のセンサーの感度が高まり、それが筋の緊張度を高めることにつながるのである。

健常者では、筋の緊張度の高まりが目に見える形で現れることはほとんどないが、脳性麻痺や脳卒中などによる障がいがある場合、前述した痙縮を高めることにつながる。痙縮とは筋緊張の異常な高まり、といえる（詳しくは附録を参照）。これは伸張反射という、筋と脊髄の間で生じる私たちの意志ではコントロールできない反射の異常な高まりによって生じるのである。

つまり、ジョーダンは水の外ではおそらく無意識に転倒に対する不安を感じており、それが痙縮を発現あるいは増強させて、麻痺側である左肘の屈曲につながっている。痙縮は制御不能であり、滑らかな身体の動きを著しく阻害する。そのため水の外では、片麻痺に特徴的な姿勢、歩行とならざるをえないのである。それに対し、水の中では転倒に対する恐怖感がまったくないことに加え、水の物理的性質自体が有するリラクゼーション効果（交感神経が亢進しづらい）による相乗作用で痙縮は発現しない。その状態で幼いころから水泳のトレーニングをしてきたため、健常者と区別できないほど滑らかな現在の動きが可能になったのだと考えられる。

（c）リハビリへの応用

ジョーダンの痙縮を弱める神経メカニズムは脳卒中など神経系の病気に起因する痙縮にも共通するメカニズムである。私たちは、脳卒中後の重い後遺症のため、病院内を一人で歩くことも困難であった患者が、ある運動療法を試行的に実施したところ、痙性が消失し、施行前に比べて明らかな歩行改善を示した例を観察した（Obata *et al.* 2017）。

この患者は脳卒中の後遺症のため、右半身に強い麻痺が残った。痙縮のレベルも強いため、右肘関節は屈曲位を呈し、右下肢は強く突っ張った状態（膝関節伸展位と尖足）となり、自立歩行は介助者が付き添わないと極めて危険なレベルであった。

私たちはこの患者に温泉病院の水治療室で二〇分程度の歩行トレーニングを施した。ただし、ただの歩行ではなく、二本のポールを手にしての、いわばポールウォーキングを試行的に実施したのである。というのは、私たちと山梨県富士温泉病院の矢野英雄名誉院長の研究グループは、以前からノルディックウォーク（二本のポールを使って歩くウォーキングスタイル）と水中でのポールウォーキングの効果を調べていた。その過程で、痙縮がある片麻痺患者がノルディックウォークを行うと歩行中の痙縮が消失する例を観察していたので、この患者Aでも水中ポールウォーキングの効果が現れるのではないかと考えたのである。

陸上で片杖をついて歩いていたときには大腿の筋、ふくらはぎの筋に強い痙縮が生じ、棒のように伸びてそのままは振り出せない右足を、左側に身体を傾けて杖で支えることで恐る恐る振り出し、何とか歩いていた。これに対し、温水プールでポールの使い方と歩き方を一通り練習して、その後二〇分ほど歩いたところ、プール中では痙縮はほぼ消失した。私たちはこれを、痙縮が現れる筋の上にセンサーを張り付け、筋電位を記録することで確認した（図3・14）。

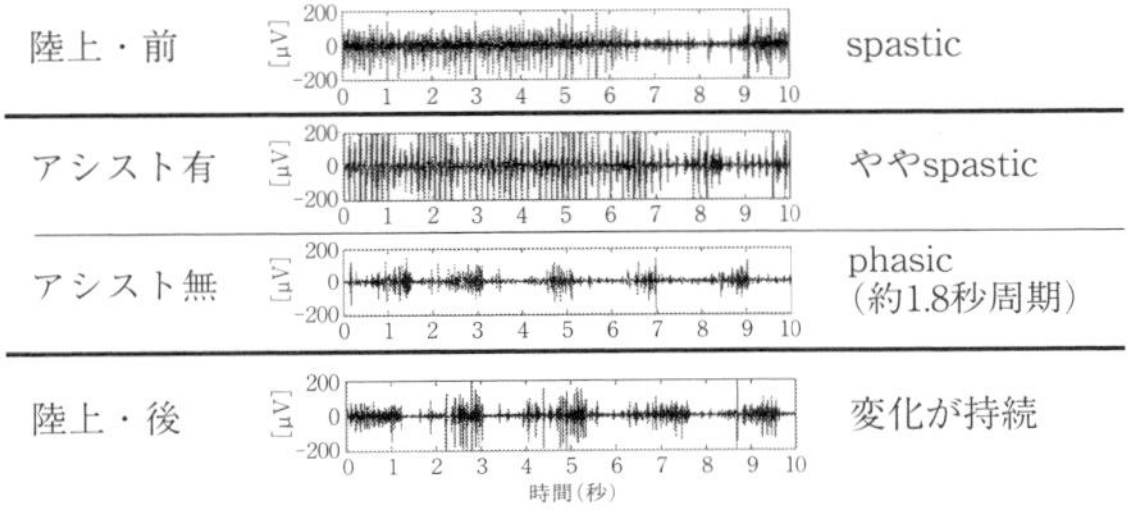

図 3.14　脳梗塞患者の症例

水中ポールウォーキング後に筋の活動パターンが変化（腓腹筋内側頭）.

この痙縮の消失は、温水プールから外に出てもしばらく持続した。その歩行を計測したところ、プールに入る前には強固に突っ張っていた右足膝関節は、振り出し時に軽度に屈曲することができ、左側に身体全体を傾けて右足を振り出す必要がなくなった。本人もこの変化に驚くとともに、たいへん感激し、笑みを浮かべながら歩いたのである。

このような劇的な変化を生み出した背後には、ジョーダンの水中での驚異的な動きを可能とするものと同一の神経メカニズムが働いていると私は考えている。脳卒中後の重い後遺症によって、この患者の自立歩行は杖がなければ困難な状態にある。杖を使用しても前述したように単独での歩行はかなり危険であり、転倒には細心の注意を払う必要がある。つまり転倒脅威は歩行時には常に高いレベルにあり、そのことが交感神経活動の亢進、そして伸張反射系の過剰亢進を招いて、痙縮を強いレベルで発現させる。このような神経メカニズムが作用していることはほぼ間違いないであろう。

しかし温水プールの中では、水の粘性抵抗と浮力によって、衝撃を伴うような転倒は引き起こされない。それに加えて二本のポールを保持することで、さらに転倒リスクが軽減する。これらの要素が、この患者の転倒脅威を低減させたと考えられる。前述のように、この環境の中で二〇分程度の歩行練習をした結果、少なくとも下肢の筋に生じていた痙縮は消失し、その後の陸上での歩行時にも消失していたことが筋電位の活動から確認できた。

痙縮消失の継続は、数十分間でなくなり、再び発現する。このような一過性、あるいは急性の痙縮の消失は、神経生理学的な表現を用いると短期の可塑的変化と表現することができる。可塑性とは記憶の基となる神経の性質である。すなわち、短期可塑性とは短期的に神経系に効果が残存することと同義と言ってもよい。短期可塑性が現れたということは、それを繰り返すことで、長期の可塑性を引き出すことにつながる。この患者の例で説明すると、プールから上がった後にしばらく継続した痙縮消失と、それに伴う歩行の改善は、繰り返し継続すれば長期可塑性を引き出し、やがて定着することが期待できるのである。その意味で、たとえ一過性でも痙縮消失が確認できた意義はリハビリテーション的には極めて大きいのである。

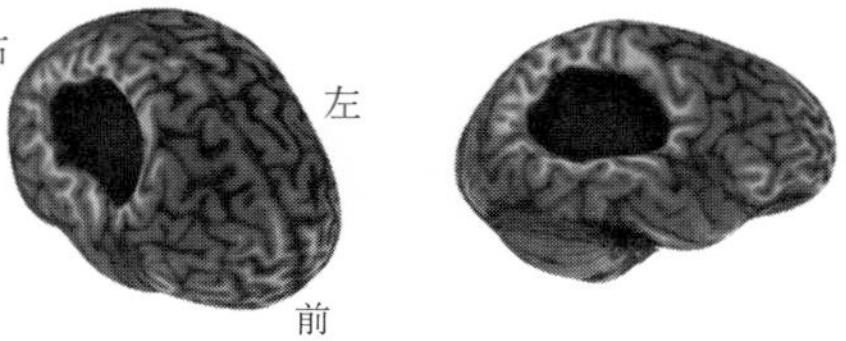

図 3.15　KJの脳画像
右半球の運動野，感覚野の広範な部位に損傷が認められる（黒色部分）.

(d) 脳の再編

ジョーダンの話に戻そう。図3・15は私たちが取材に赴き、水泳時の筋活動を記録した後、ジョンズ・ホプキンス（JohnsHopkins）大学の病院で撮像した彼女の脳のMRI画像である。この画像を病院のラボで初めて目にしたとき、私たちは思わず息を呑んだ。この画像からは、ジョーダンの右脳の運動や感覚を司る領域、特に手指など上肢の支配領域はほとんど喪失しているように見えた。彼女の水泳を見た直後でもあったためか、これほどの損傷があるとは、なおさら信じられなかったのである。実験に協力いただいたジョンズ・ホプキンス大学リハビリテーション医学部、脳生理・脳刺激研究室のパブロ・セルニック（Pablo Celnik）教授によれば、おそらく出生時に脳卒中を発症した際の脳損傷であろう、ということであった。
セルニック教授の研究室で、私たちは彼女の脳画像を経頭蓋磁気刺激（TMS）用のナビゲーションシステムに送り、そして人差し指を動かす筋の支配領域を調べてみた。彼女の脳画像からは前述したように左側上肢、なかでも手指の支配領域はほとんどの部位が損傷しているように見えた。しかし強いマヒが残ってはいるものの、彼女は左手を動かすことができるので、運動野とのつながりは残っていると考えたのである。

検査の結果に、私たちはまたしても驚かされた。まず、図３・16の脳画像中の点の位置を見てみよう。この点は、ＴＭＳで刺激したときに狙った筋（ターゲット）から最も大きな反応が得られた位置を示している。このときは、人差し指を動かす第一背側骨間筋（First Dorsal Interosseous：ＦＤＩ）がターゲットであったので、ＦＤＩが最も大きく反応した位置といってもよい。損傷側では脳画像中の点の位置が、損傷していない方の半球に比べて、損傷部の上部、つまり頭頂よりにあることがわかる。つまり、本来もう少し側頭寄りに位置していたはずの左手ＦＤＩを動かす運動野の細胞は脳卒中のため損傷してしまい、代わって頭頂寄りの細胞がＦＤＩを動かす役割を担ったと解釈することができるであろう。すなわち、黄色の点で示した位置周辺の細胞がＦＤＩを動かす機

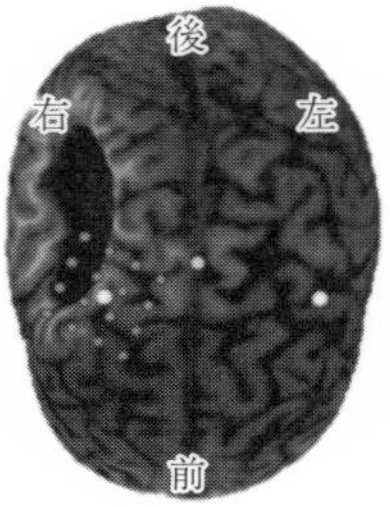

図 3.16　TMS により同定した第一背側骨間筋（FDI）のホットスポット（左右半球に記した大きい丸印）

右半球のホットスポットが左半球の位置に比べて頭頂寄りに位置していることがわかる.

能を代行していたのである。

私たちは更に、左右半球の黄色の位置の細胞をターゲットとしてTMSの強度を弱い強度から強い強度へと徐々に変えて刺激してみた。図3・17の横軸は刺激の強度、縦軸はFDIから得られた反応の大きさを表している。この刺激強度と反応の関係は、大脳皮質運動野と脊髄の運動ニューロンを結ぶ皮質脊髄路という神経経路の特性を表す指標とされている。皮質脊髄路は動物の中でも人間でもっとも発達している経路であり、随意運動、特に手指の随意的運動において最も重要な神経経路である。この神経経路の特性を前述した刺激と反応の関係性から評価する際には、図3・17のようなグラフの形を定量化する。もう少し正確に説明すると、図3・17に示した三つのパラメータから特性を評価する。すなわち、反応が最初に現れた刺激強度（運動閾値）、最大の傾き（ゲイン）と、反応が頭打ちになるプラトー

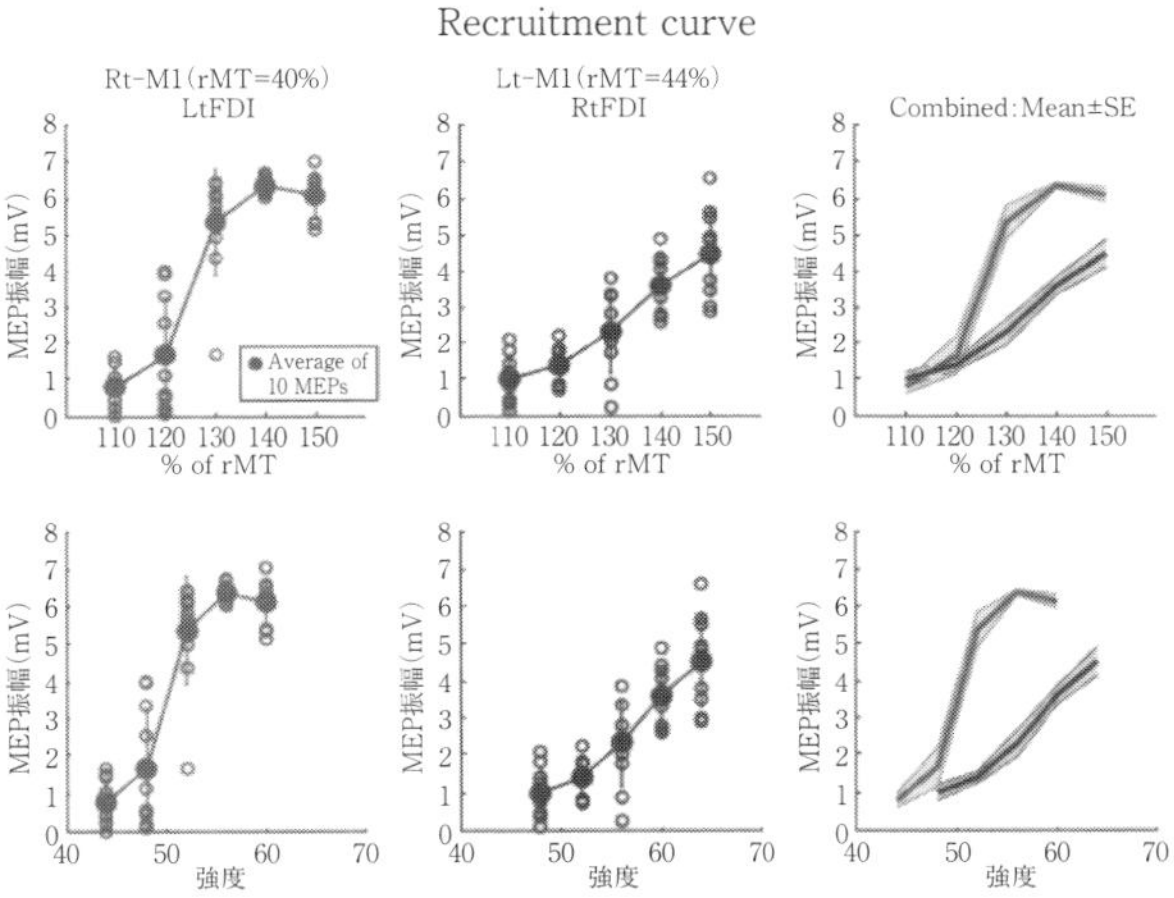

図 3.17　両側 FDI の皮質脊髄路入出力特性

左のグラフと右のグラフの上の線が麻痺側 FDI，中央のグラフと右のグラフの下の線が非麻痺側 FDI の結果.

値の三つである。これらのパラメータから定量的に評価される刺激と反応の関係性を、皮質脊髄路の入出力特性（input-output property）と呼ぶ。これを踏まえて、図3・17の結果を見てみよう。

図3・17の最も右側に左手と右手のFDIから得られた結果を重ねて表示した。これを見ると、不自由な側である左手FDIの傾き、プラトー値ともに右手より大きいことがわかる。このことは左手FDIを動かしている皮質脊髄路の入出力特性が右手より大きいことを表している。入出力特性が大、ということは大脳皮質からの指令が筋に届きやすいことを意味するといってよい。この解釈は、ジョーダンの左手が動きにくいという事実と一見矛盾するように思える。しかし、おそらく本来FDIを動かすべき細胞が損傷したことに対する代償、他の細胞による代行は、皮質脊髄路機能を限界近くまで上げることでようやく何とか実現されていると考えられる。脳は代償能力が高いといっても、たやすく実現できているわけではなく、我々がまだ知らない背後の神経機序による働きがあるのであろう。

脳性麻痺スイマーまとめ

陸上で歩く姿を見たら、一見して障がいがある女性と認識できる脳性麻痺のスイマーが、水の中では障がいがあるとはわからないほどのダイナミックな動きを披露する。これを実際に目にしたときの驚き、そして同じ日にMRIで調べた彼女の脳画像を見たときの更なる驚き、これらは今も鮮明な記憶として私の頭の中に残っている。

パラリンピック選手は、障がいがあってもこれほどのパフォーマンスを見せることができるという意味で、同じような障がいがある人に勇気を与える存在と私は認識していた。しかし、それだけではなく、人間の身体、特に脳は私たちが勝手に引いている限界以上の能力、つまり今現在不可能と思われていることを可能とする能力があり、パラリンピック選手はそのことを実証してくれる存在ではないか。彼女と出会ったことで、そう思うようになった。コートニー・ジョーダン選手が私たち、とりわけニューロリハビリテーション関連科学研究に従事する研究者に与えたインパクトは極めて大きいものがあったといえるだろう。

3 パワーリフティング——残存機能の超発達をもたらす代償的発達

健常者を超越するパラパワーリフター

パワーリフティングという競技をご存じだろうか。筋力トレーニングに興味がある人ならベンチプレスはだれでも知っている。オリンピックには重量挙げという競技種目があるが、パラリンピックで設けられているパワーリフティングという種目は、下肢に障がいがある人がベンチプレスで何キロ挙げられるかを競う競技である。図3・18は実際の競技会の様子である。選手が脊髄損傷のような対麻痺者の場合、図3・18のように下肢はベンチから落下しないように固定される。まさに上半身のみでどれだけ重いものを持ち上げるのかを競う、極めて単純な競技といえるだろう。

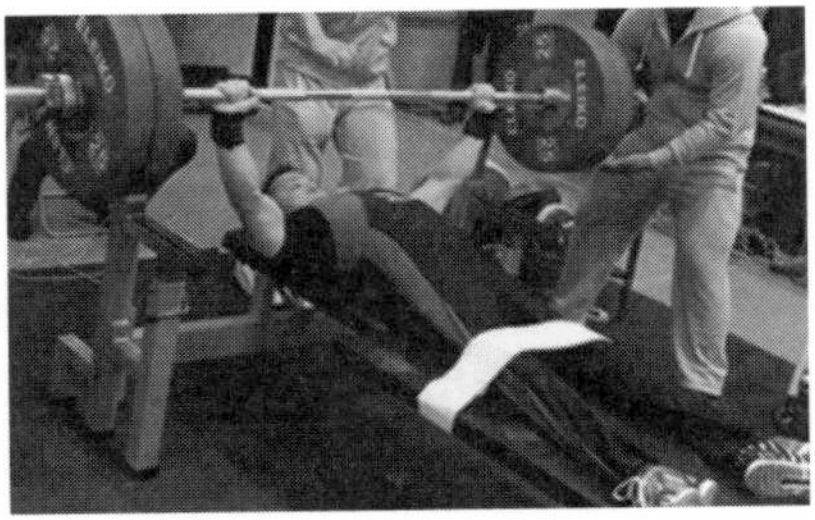

図 3.18　パワーリフティング競技の様子

この単純な力比べ、実はその世界記録は健常者の記録より上なのである。現在（二〇二〇年三月時点）の世界記録はシアマンド・ラーマン（Siamand Rahman）選手の三一〇キログラムであり、これは同じ条件での健常者の記録を一〇キログラムも上回っているという。健常者の記録は二〇一九年まで三〇〇キログラムの壁を超えられなかったのに対し、ラーマン選手は二〇一六年には既に三〇〇キログラムを超える記録をたたき出していた。著者はこの事実をパワーリフティング協会会長の吉田進氏から数年前に初めて聞いた。そして、強いのはラーマン選手だけではなく、パワーリフター全般が健常者より強いのではないか、という彼の見解もそのとき初めて知ったのである。

体重別にパワーリフターと健常者のベンチプレスの記録を比べると、パワーリフターの方が明らかに上となる。これはパワーリフターの多くが下肢障がいのため、筋量が低下しており、全身の体重で健常者とそろえると相対的に上半身の筋量が健常者に比べて圧倒的に大きくなるためと考えられるので、一概に比較することはできない。しかし、この点を踏まえても、障がいをもつパワーリフターの方が強いのではないかというのが吉田氏の意見であった。この話を聞き、何か理由があるのではないかと素朴な興味をもち、私は吉田氏とともに、パワーリフターについて神経科学的特性を調べることになったのである。

（a） fMRI実験

まず私たちが調べたのは、指を動かす筋、手首周りを動かす筋、そして上腕を動かす筋をそれぞれ活動させた際に働く脳の領域である。義足のパラリンピック選手を調べたときと同様にfMRIを用いて、今度は上肢を支配する領域を調べた。附録の図A・6（一次運動野の体部位局在）を見ると、手の支配領域は頭頂からやや側頭よりの広い領域を占めていることがわかるだろう。

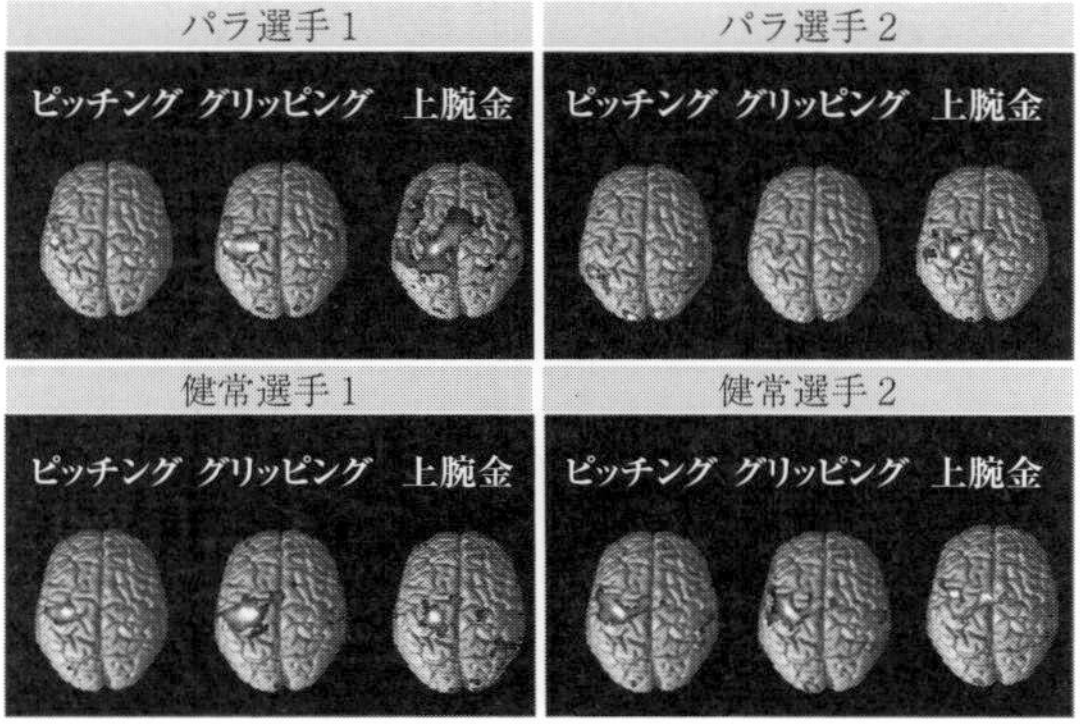

図3.19 パラパワーリフターと健常リフターのピンチング，グリッピング，上腕筋収縮時の脳活動の比較

今回の測定では、人差し指と親指で物をつまむ動作（ピンチング）、と握力計を握る動作（グリッピング）そして上腕に力を入れて腕全体を上にあげる動作（肩関節屈曲）をそれぞれ実施する際に働く脳領域を調べた。図3・19がこの測定の結果である。まず、健常者の結果を見てみよう。健常者の場合、指の筋を多く使うピンチングとグリッピングのときに使われている脳領域が多い。図A・6を見るとわかるように人間の運動野においては手の支配領域が大きく、これはそのこととと矛盾しない。つまり指を動かす筋を使うときは手の支配領域が多く活動するので、図3・19の健常者の

結果は教科書的といってよい。ところが、パラパワーリフターの結果に目を転じてみると、むしろ肩回りなど上腕筋を動かすときに脳の広い領域が活動していることがわかる。明らかに健常者のパターンとは異なるものである。まだ対象者が二名だけなので、断言することはできないが、パラパワーリフターの脳活動の特殊性を表している可能性は否定できない。

この結果を吉田氏に見せたところ、パラパワーリフティングのトレーニングでは上腕の筋をすごく意識して鍛えることと関係しているのではないか、とのコメントが返ってきた。まだまだ推測の域は出ないが、吉田氏の見方が正しいとすれば、図3・19のパラパワーリフターの結果は競技特性を反映したもの、すなわち、パラパワーリフティングのトレーニングがもたらした脳活動の特性、と考えることができよう。

（b）想定外の結果

前述のようにｆＭＲＩ実験の結果は、パラパワーリフターの特異性を表している可能性があり、今後さらに対象数を増やして調べる価値があるとも考えられる。その意味でこのｆＭＲＩ測定は私たちにとって一定の成果があったといえるのであるが、実はこの測定を実施しているなかで、まったく予想していなかった別の重要なことも発見したのである（Nakanishe *et al*., 2019）。以下にその結果をまとめて説明しよう。

ｆＭＲＩでのグリッピング課題を実施しているときに、実験を実施していた大学院生があることに気がついた。それは、「パラパワーリフターがグリッピング時に発揮していた力が、すごく安定していて正確だった」ということであった。

グリッピング課題時に被検者にお願いしたのは、事前に測っておいた各自の最大握力の一〇%、二〇%そして三〇%の力をそれぞれ二〇秒間、できるだけ正確に出してもらうことだった。それぞれの力を発揮しているときの脳活動を正確に調べるためにはできるだけ正確にその力を発揮してもらう必要があったからである。しかし、人間はロボットのように一〇〇%正確に一定の力を維持することはできない。筋肉への神経の命令自体にノイズが含まれており、筋肉が収縮して力を出しているときにはわずかな揺れが生じるし、そもそも身体内部からは心臓の拍動や呼吸に伴う動きがある。それらがすべて合わさるとどうしても最終的に発揮される力には避けられない揺れが生じるのである。

実際に、MRI装置の中で被検者にグリッピングの力を発揮してもらう際には、図3・20のようにモニターに目標の力の大きさを線で表示して、もう一方には発揮されたグリッピング力を表す線を表示した。被検者には、それを見ながら自分のグリッピング力を目標のラインに合わせることを要求したのである。実験を担当した大学院生はこの様子を見ていて、パラパワーリフターが発揮していたグリッピングの力が目立って安定していた、との印象を口にしたのである。彼の口からこのことを聞いたときに、「それは何かあるのでは」と直感的に感じたのだが、これには伏線があ

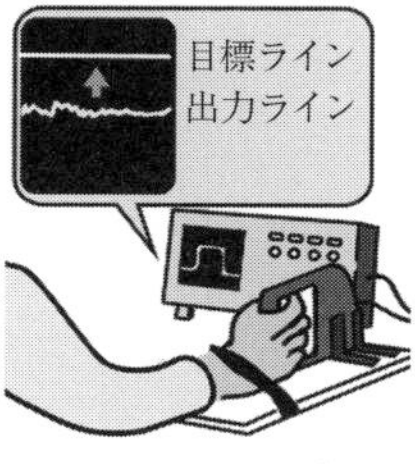

図 3.20 グリッピング力発揮の安定性を調べる実験の模式図

った。

私はそれまで数年来、日本パラリンピック委員会の事業でパラリンピック候補選手の体力測定（フィットネスチェック）をグループリーダーとして担当していた。数年間でのべ数百人の体力データを見るなかで、車いす選手は単純反応時間が速い傾向があることに気がついていた。単純反応時間とは、目の前にライトを設置し、そのライトが光ったらどれだけ速くボタンを押せるか、その時間のことである。これは、目から入る視覚情報を受け、運動指令を発するまでの脳の情報処理の速さを表す指標といえる。つまり単純反応時間の速さは、神経伝導距離と関係する身長の影響などを除去すれば、脳の情報処理の速さを表すともいえる。私はこの情報処理が車いす選手の方が、立位選手より速いのではないかとの印象を持っていたのである。この印象はまだ十分に検証されておらず、科学的に証明されてはいない。その時点でももちろん、私の印象に過ぎなかった。しかし、この印象があったため、大学院生の言葉にピンと来たのである。

この大学院生の言葉をきっかけに、私たちはまずは、グリッピング力の安定性にフォーカスして、そしてパワーリフターに絞り込むのではなく、スポーツを行っているいないにかかわらず脊髄損傷者を広く調べることにした。そこで、大分県別府市の「太陽の家」に測定の依頼をした。「太陽の家」は、序章で紹介したパラリンピックの父、グットマン博士のストークマンデビル病院に留学し、帰国後、我が国に障がい者スポーツを導入するとともに、東京パラリンピックの誘致に成功した中村裕氏が設立した社会福祉法人施設である。同地には多くの脊髄損傷者が職員として所属し、働いている。この太陽の家での脊髄損傷者を対象とした測定結果、それに加えてさらに、脊髄損傷以外の障がい者のデータも集めた結果が、図3・21〜3・22である。

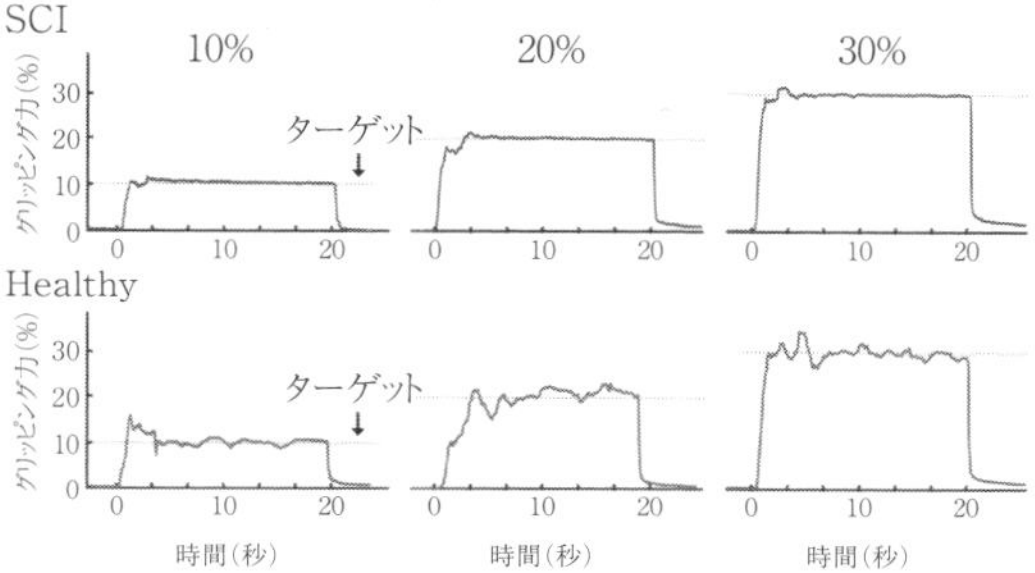

図 3.21　脊髄損傷者（SCI）と健常者（Healthy）が 10%，20%，30%，それぞれの力でグリッピング力を 20 秒間維持したときの典型例（Nakanishi *et al.*, 2019 より改変）

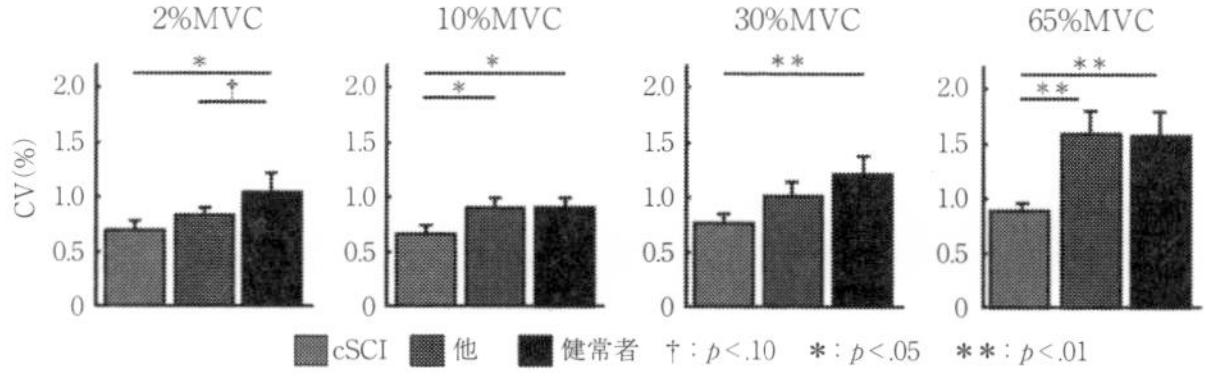

図 3.22　4 種類の異なる力を発揮しているときの力の安定性（変動係数，CV）

CV が低い方が力が安定していることを示す（Nakanishi *et al.*, 2019 より改変）.

図3・21は脊髄損傷者がターゲットの強さまで力を発揮し、一定に維持しているときの結果と、健常者が同様のことを行ったときの結果の典型例である。この結果から、多くの脊髄損傷者が、パワーリフターと同じように安定した力発揮ができ、健常者より明らかに安定度が高いことがわかった。揺れのレベルを変動係数（coefficient of variance：CV）という指標で数値化して比較したのが図3・22

のグラフである。

ここでは脊髄損傷者の中から損傷部以下の運動機能と感覚機能両方を喪失した方（完全対麻痺者）と、それ以外の障がいで車いす生活をしている障がい者、健常者の三グループに分けて比較した。CVは数値が小さいほど揺れが少ないことを表すので、図3・22の結果は完全対麻痺者の安定度が最も高いことを表している。特に最大握力の六五％（六五％MVC）を発揮していたときの結果は、完全対麻痺者の結果が健常者の二倍近くよいことを示している。圧倒的ともいえる差である。つまり、これらの結果は、グリッピングの力を安定して発揮する能力は、健常者より脊髄損傷者の方が明らかに高いことを意味しているのである。

前述したように私は脊髄損傷をおって歩くことができなくなった人たちを、いかにしたら再び歩くことができるようにできるのか、そのことを目的とした研究に長く従事してきた。しかし、残された上肢の機能がどのように変化するのかには、まったくといってよいほど注目していなかったのである。まさに私にとっては目からうろこであった。

では、なぜこのような変化が起こるのであろうか。この結果を見てすぐ思い出されるのは、多くの視覚障害の方が残された聴覚などの機能を健常者以上に発達させていることであろう。この現象は、視覚を喪失したことで他の感覚機能による代償、補償が必要となり、それら残存感覚機能が健常者以上の水準まで発達すると解釈されている。

脊髄損傷者の場合は、下肢の運動と機能の喪失後の変化ということができるので、やはり代償的な上肢機能の発達との解釈で大きな間違いはないと考えられる。この上肢機能の代償的発達は、下肢の代わりに上肢を使用する頻度が格段に増加したことによってもたらされるのであろうか。そうであるとすると、これは一種のトレーニング頻度増加がもたらしたとの解釈ができるであろう。

しかし、図3・22のグラフの中央のバーの結果はこの考え方を支持するものではない。これは、左の完全脊髄損傷者同様、日常的に車いすを使用しているグループの結果である。日常での上肢使用頻度の増加が主たる原因であれば、このグループの結果も左の完全脊髄損傷者の結果に近づくはずである。ところが実際には、中央のグループの結果はむしろ健常者に近く、完全対麻痺者とは明確な差があった（統計的に有意な差という）。これらの結果を併せて考えると、日常での上肢使用頻度増加が主たる要因ではなく、他に重要な要因があるとの考えに至る。

現時点で私たちは、運動の麻痺に加えて、感覚を喪失したことが重要な役割を担っているのではないかとにらんでいる。感覚の喪失は一過性であっても脳に素早い変化を引き起こすらしいが、感覚喪失がさまざまな脳内ネットワークのシナプス伝達に影響するであろうことは容易に想像がつく。我々の脳は常時、身体の隅々からあふれんばかりの感覚情報を受け、それらを無意識の中で処理しているのである。下肢からの感覚総体が失われることによる影響は即座に現れても不思議ではない。それが脳に素早く大きな神経学的影響をもたらし、上肢の使用頻度と相まって、通常のトレーニング効果以上の変化を脳にもたらしたのかもしれない。

我々は更に、グリッピング力の安定性と障がいを受けてからの経過時間、スポーツ歴との関係も

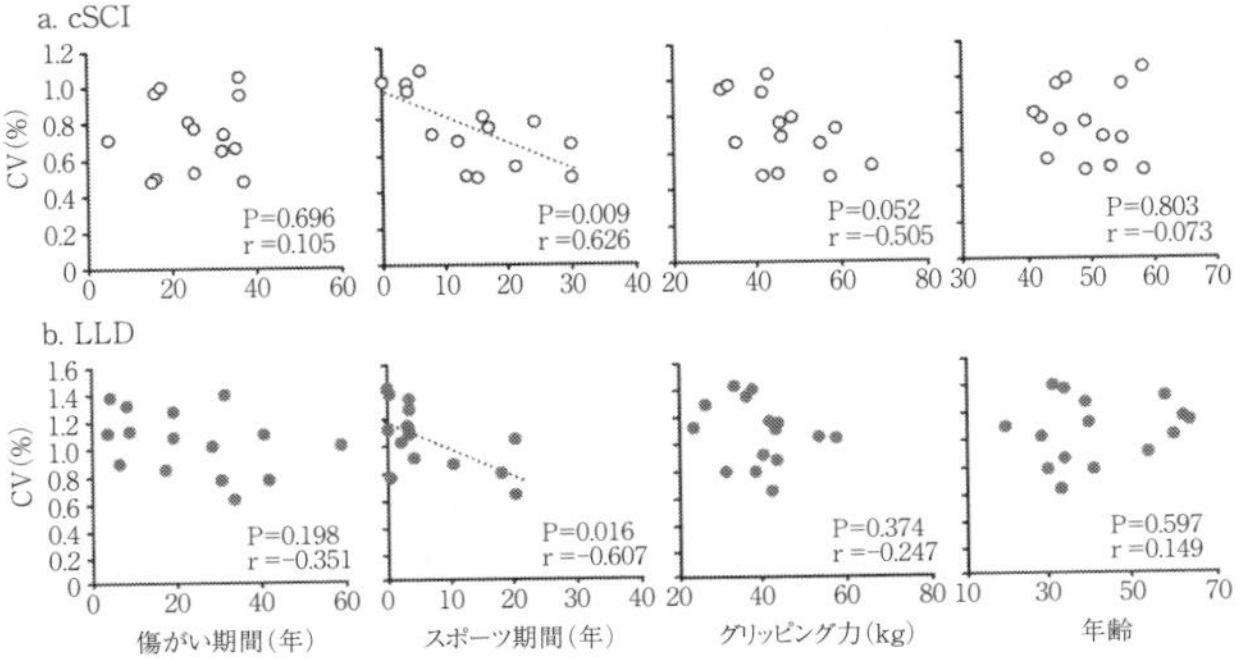

図 3.23 クリッピング力の安定性（CV，変動係数）と傷がい期間，クリッピング力，年齢との関係（Nakanishi *et al.*, 2019 より改変）.

調べてみた。その結果（図3・23）、障がいを受けてからの経過時間とクリッピング力とにははっきりした関係が示されなかったが、スポーツ活動に従事していた年数とは有意な相関関係があるようである。つまり、脊髄損傷後の上肢機能は、損傷後のスポーツ歴が長い方がより発達するということがわかったのである。

（c）脳の特徴

ここまで述べてきた上肢機能の実験とともに、私たちは実験に参加してくれた脊髄損傷者の中からさらに一〇名程度について、MRI実験に参加してもらい詳細な検査を実施した。その結果、脳の解剖学的特徴が浮かび上がってきた。私の研究室の大学院生（中西智也氏）が中心になってまとめてくれた結果を紹介しよう。

図3・24は脳の灰白質の大きさについて、一般健常者と脊髄完全損傷者の比較をした際に統計的に有意な差が見つかった部位を示している。この部位は上頭頂小葉（Superior Parietar Lobule：SPL）と呼ばれる部位で頭頂連合野に属する。ブロドマンの分類では5野と7野（附録図A・4参照）に相当する

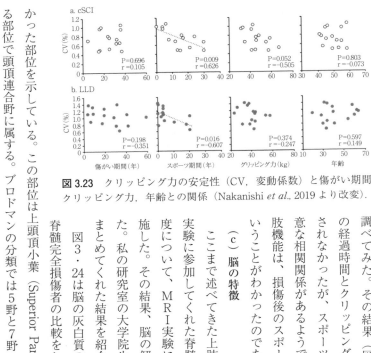

領域である。実験結果では左右のＳＰＬの大きさが一般健常者に比べて脊髄完全損傷者では大きく肥大していることが明らかとなったのである。この領域は大雑把にいえば、絶えず送られてくる感覚情報の統合処理に関わっている。丹治（二〇一三）によれば、５野においては、たとえば物を持ったときにその物体に接触することによって生じる皮膚からの感覚情報、肢位に関する感覚情報が統合処理され身体位置や動きとの総合的関係性の認知が可能となり、７野において、視覚情報と統合されることで外界との関係性が認知できるという。図３・24の結果は、そのような役割を有する部位が脊髄完全損傷者で発達しているということを意味している。

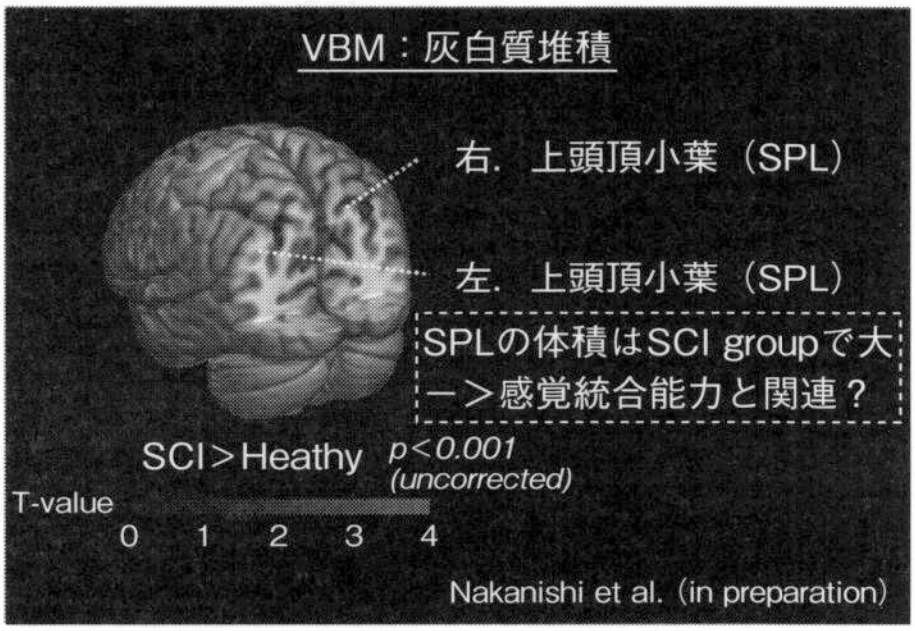

図 3.24　脳の構造解析により完全対麻痺者と健常者の脳構造に有意な違いが認められた部位

前述した脊髄完全損傷者においてグリッピング力の安定性が極めて高いことと、ＳＰＬの肥大との関係性は現時点では断定できないが、下肢麻痺領域からの感覚情報が喪失したことに対する補償的適応として、ＳＰＬの肥大が生じている可能性は否定できない。

さらに脳の異なる領域間の結合の強さを調べる手法を用いて、特定の領域間の結合の強さに脊髄完全損傷者の特徴がないか調べてみた。その結果を図３・25に示す。この解析により、脊髄完全損傷者では先のＳＰＬと一次運動野との結合性と小脳と一次運動野の結合性が、一般健常者よりも強いことがわかった。SPLと一次運動野の結合性の強さは前述の解剖学的な特徴とも矛盾しない結果といえる。

最後に、まだ解析の途中経過ではあるが、次のような興味深い結果も得られているので紹介しておこう。図3・26は20%MVCの力調節課題を実行しているときに、健常者（Healthy）と脊髄完

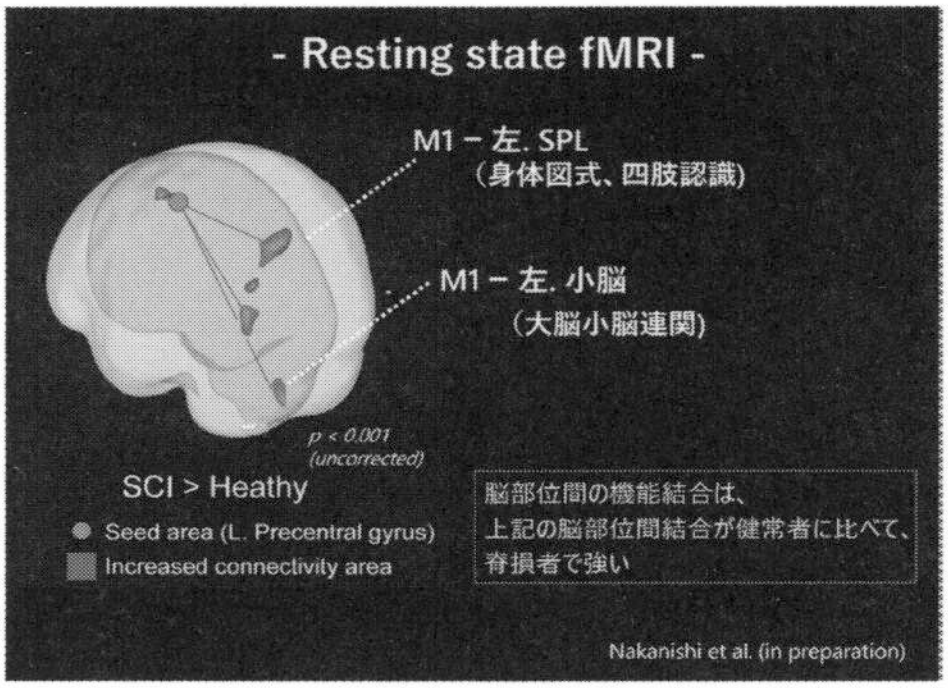

図 3.25　安静時脳活動から結合性が強いことが認められた脳領域間の結合

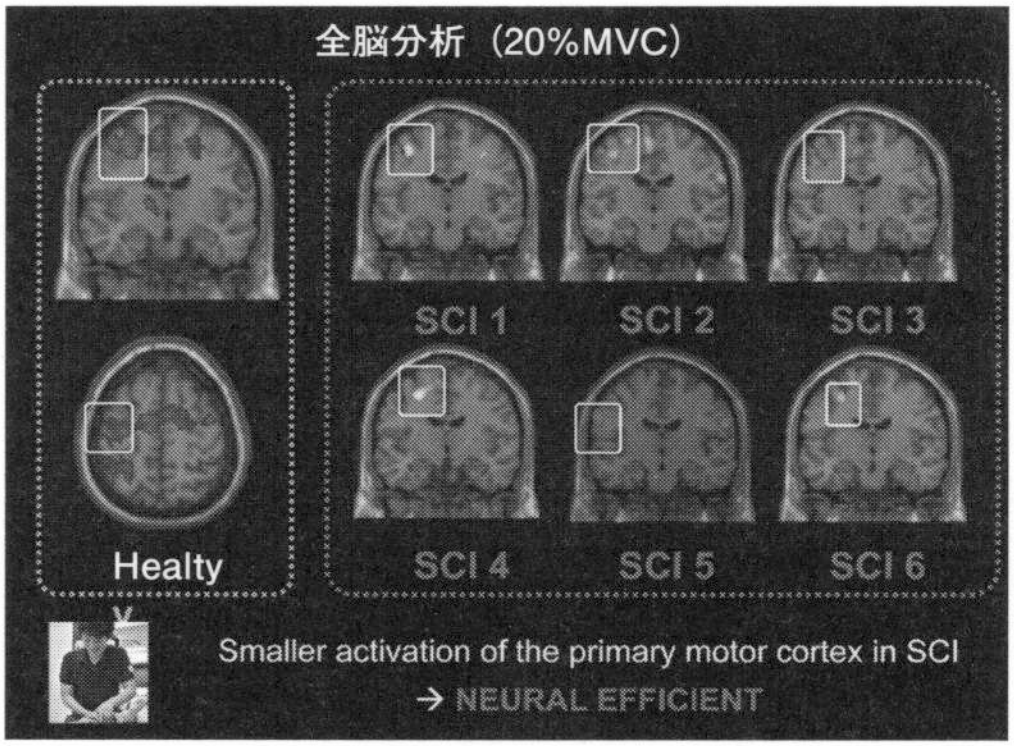

図 3.26　20% MVC の力調節課題を実行しているときに健常者（Healthy）と脊髄完全損傷者（SCI）の脳に観察された活動領域の比較

全損傷者（ＳＣＩ）の脳に観察された活動領域を比較したものである。この図をみると、中程度のグリッピング力（最大の20％程度）を調節する運動課題では、健常者に比べて、脊髄損傷者（ＳＣＩ）の脳活動領域が少ないことがわかる。これは、同じ運動課題を実行しているときに脊髄損傷者の方が脳を多く活動させなくてもよいことを意味しており、神経活動的により効率的（neural efficient）と表現される。

同様の現象が、サッカー界のスーパースターであるネイマール・ダ・シウバ選手を被検者とした実験で報告されている（Naito & Hirose, 2014）。その実験では、ネイマールとプロサッカー選手三名、アマチュア一名、トップレベルの水泳選手二名が足首を一定リズム（１Hz）で回旋させる運動を行っているときの脳活動領域が計測された。その結果、サッカー選手ではこの運動課題を実施しているときの脳活動領域が少なく、なかでもネイマール選手で最も少ないことが明らかとなった。この結果は、サッカーに必要な下肢の高度な運動技術のトレーニングによって、サッカー選手の下肢運動制御効率が向上することを示唆しており、さらにはサッカー選手の中でも超一流の技術を有するると考えられるネイマール選手の効率性が最も高いことを示している。脊髄損傷者の上肢運動制御効率も、サッカー選手の下肢運動制御効率同様に一般健常者以上に向上している可能性が高い。

グリッピング力の安定性にはさまざまな要因が関わっており、私たちの解析で判明した構造上の相違と結合性の相違のみで説明できるものではない。しかし神経学的な基盤として、それらの構造と神経結合性の特徴が関わっている可能性は強いであろう。いずれにしても、今後さらに研究を進めることで、脊髄損傷後の下肢の感覚と運動の喪失が上肢機能を健常者以上に発達させる神経科学的なメカニズムが明らかになるものと思われる。

パワーリフティングまとめ

脊髄損傷などで下半身不随になった人たちが、ベンチプレスで健常者以上の記録をたたき出す。その背後には、下半身の運動や感覚機能が損なわれたことに対する代償性の作用とトレーニングの効果、それらの相乗作用が関係している可能性が大きい。私たちは、その神経機序を探求する研究の過程で、下肢の運動感覚機能の完全喪失が上肢の基本的運動能力を健常者以上に引き上げることを見出した。この事実は、障がいとは失うことだけではなく、残った能力を健常者以上のレベルに引き上げることすらあることを意味する。私たちの身体は私たちが今思っている以上に高い潜在的能力をもっていることが、これら脊髄損傷の方たちを対象とした研究からわかる。

4　腕のないアーチェリー選手——指先を超えた足

パラアスリートの脳は障がいに対する代償性反応と競技特有的なトレーニングに対する適応によって健常アスリートとは異なる脳の再編が生じることを述べた。この二つの要素のうち、代償性反応は、先天的障害に対するものと後天的に生じた障害に対するものとでは異なることが容易に想像がつく。これから紹介するアスリートは、先天的に腕がない（先天性上肢欠損）アーチェリー選手、マット・スタッツマン（Matt Stutzman）選手である。[2]

マット・スタッツマン

スタッツマンは一九八二年アメリカ合衆国のカンザスシティに生まれた[3]（図3・27）。彼はハンターの家に生まれ、小さいころから父や兄弟とともに狩りに出ていたようである。そして、一六歳のとき、父が彼のために初めて弓矢を買い与えた。残念なことにその矢は翌年盗まれてしまい、それ以後、長い間、彼が弓矢を持つことはなかった。しかし、二〇〇八年、遂に弓矢を購入した彼は、それ以降毎日練習に明け暮れたのだという。そして、二〇一二年ロンドンパラリンピックにおいて銀メダルを獲得、二〇一五年には人類史上最も遠い的を射抜くという快挙を達成し、ギネス記録として登録されたのである。

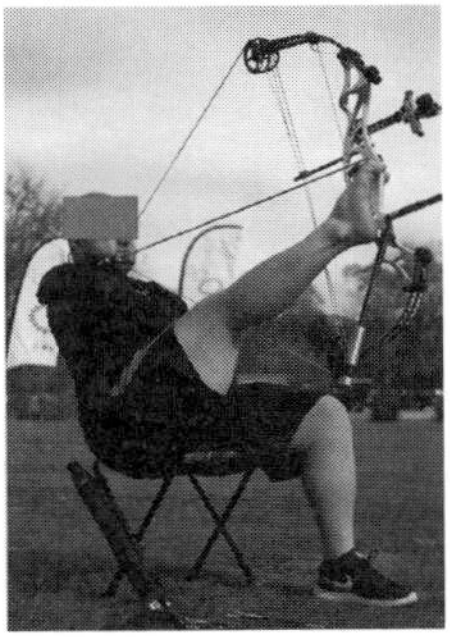

図 3.27　スタッツマンが下肢を使ってアーチェリーを行う様子

私たちは、彼のアスリートとしての偉業の要因もさることながら、生まれつきの上肢欠損とそれによって余儀なくされた下肢を上肢の代わりに用いる生活が、どの程

2　https://www.guinnessworldrecords.jp/news/2016/1/matt%20stutzman/
3　https://www.paralympic.org/matt-stutzman

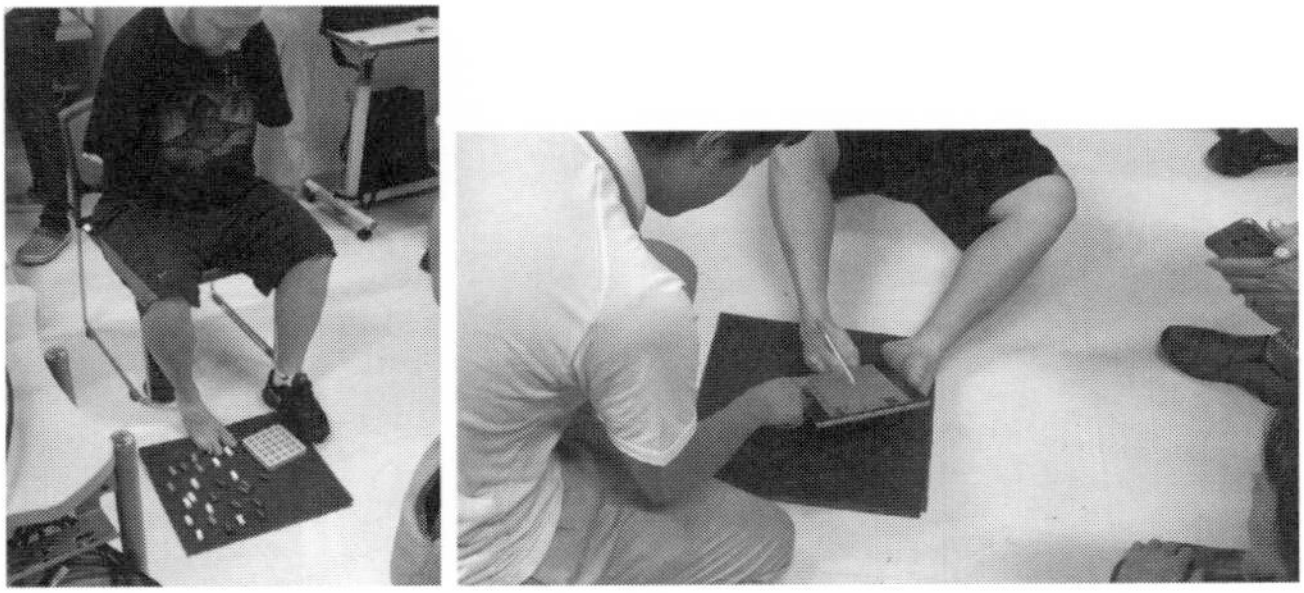

図 3.28　ペグボードテスト

度脳の再編につながるのか、この問いに答えるべく、彼の脳を調べる実験を企画した（Nakagawa *et al.,* 2019）。実験はこれまでに紹介したアスリート同様、ｆＭＲＩとＴＭＳを用いた運動野の機能再編を調べ、それに加えて足の機能を調べる簡単な検査も行った。まずはこの機能検査の結果から紹介しよう。

まず行ったのが図３・28の道具を使った検査である。これは通常、脳卒中の後遺症などで手の機能が著しく損なわれた人を対象として、一分間に何個、小さな棒を穴に入れて立てることができるかを調べる道具である。スタッツマンはこれを足の指を使って器用に、しかも色ごとにそろえて立てて見せた。五〇秒程度ですべての棒を立てることができたので、この道具は彼にとって簡単すぎて足の器用さを評価することができなかったともいえる。

次に行ったのは、書字能力を調べる道具を用いた検査である。図３・28に示したようにタブレットを用いて、その画面に表示されたターゲットの動きに追従してなるべく滑らかに線を描くことが要求された。健常者でも加齢とともにきれいに字を書く能力は衰える。まっすぐ線を引こうと思ってもわずかな揺れが生じてまっすぐに描くことは難しくなるのである。人間の運動の中では書字運動は手先を用いた精密運動（fine movement）と呼ばれ、上肢の巧みな動きが要求される運動に分類される。図３・28の道具を用いた検査では、ターゲットに対する追従と結果的に要求された図形がどの程度正確に描写されたかが評価され、得点が表示される。

スタッツマンは当然ながら、足を使って驚くほど見事にこの検査の課題をこなした。しかし第一回目の検査では、その前に検査者である二〇代の大学院生が手を使ってデモンストレーションとしてやって見せたときの得点をわずかに下回った。すると、その事実に納得しないスタッツマンは再テストを要求し、その結果、なんと大学院生の得点を上回ったのである。つまり、スタッツマンの足を使った書字能力は少なくとも二〇代の院生が上肢を使って字を書く能力に匹敵するということができるのである。

（a）ｆＭＲＩ

さて、今までのパラリンピックアスリート同様、スタッツマンの脳の再編を調べるため、ｆＭＲＩを用いた実験を実施した。いうまでもなく、上肢は欠損しているため、下肢の各関節を動かすときに働く脳領域を調べることとした。ただし、上記したように足の指を使う器用さは際立っていたので、股関節、膝関節、足関節に加えて、足指を動かすときの脳領域も調べた。

図３・29がその結果である。今まで紹介してきたアスリートのときと異なったのは、実験前に予想した結果と概ね同様の結果が得られたという点である。つまり、先天的に上肢がないスタッツマ

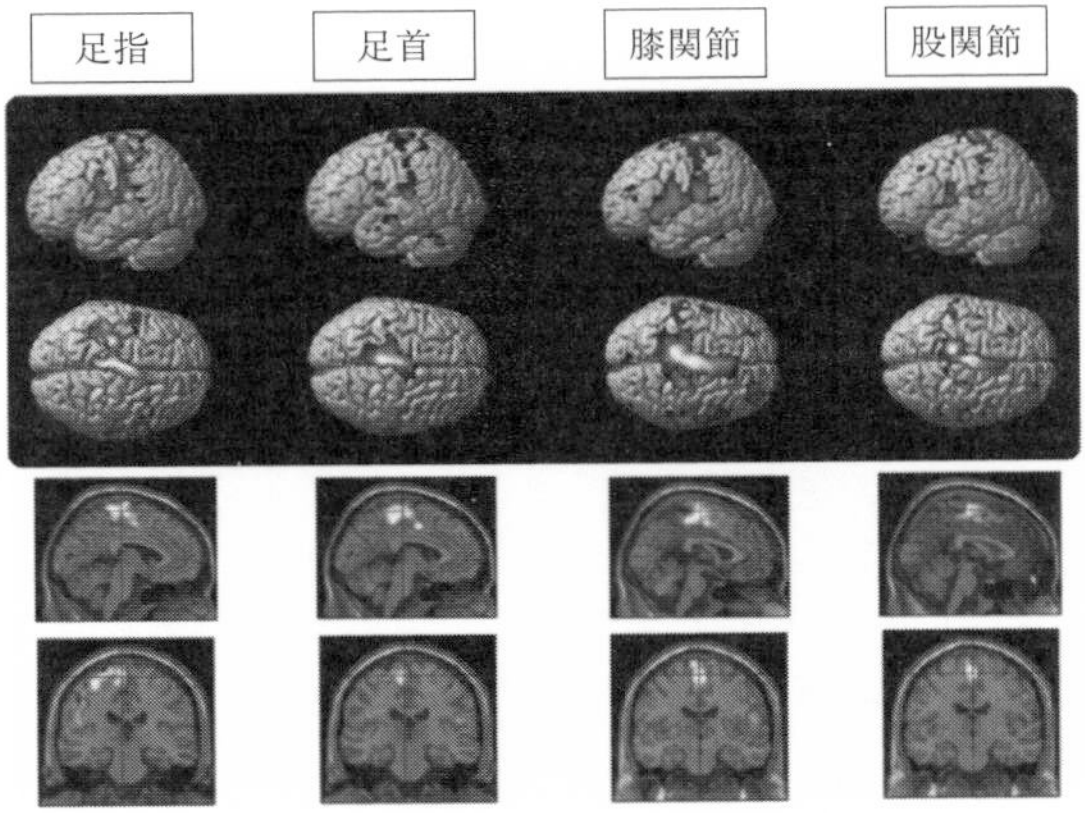

図 3.29　スタッツマンが下肢の各部位を動かしたときの脳の活動領域

ンの上肢を動かす脳領域は、おそらくほぼ消滅し、足を動かすときに活性化する脳領域にとって代わられているであろう、ということは予想がついた。図3・29を見てみよう。それにしても、である。足指を動かすときに活動する脳領域はここまで広がっていたのである。ある程度予想していたとはいえ、それを上回る結果であった。一般健常者では手の指など、上肢を動かす領域は、スタッツマンの脳では足指を動かす領域に完全にとって代わられていたのである。

(b) TMS

私たちは更にTMSを用いてスタッツマンの運動野と下肢の筋群のつながりについても調べた。この実験では、一般的に脳とのつながりが強い前脛骨筋という筋肉をターゲットとした。つまりスタッツマンの運動野において、TMSでどの程度の範囲への刺激が前脛骨筋の反応を誘発するかを調べたのである。通常前脛骨筋の反応は、運動野の頭頂部辺りの狭い範囲でしか誘発することはできない。しかし、fMRIの結果に観察されたように、スタッツマンの下肢筋を支配する運動野領域は広いことが予想されたので、それを実際に調べてみたのである。

図3・30がTMS実験の結果である。予想通り、一般健常者に比べて、かなり広い範囲から前脛骨筋の反応が誘発され、スタッツマンの前脛骨筋と結合する運動野領域の広さを確認することができた。

以上の結果をまとめると、先天的に上肢がないスタッツマンの場合、幼いころから下肢を上肢代わりに使わざるをえず、上肢がある子供であれば発達したであろう運動野の上肢支配領域をはじめとする、上肢運動系は発達することなく消失したと思われる。それに対し、下肢を操作する運動系は高度に発達し、その基盤となる運動野の支配領域も大きく拡大し、上肢がある人には存在する上肢支配領域にまでその範囲を広げたと解釈することができる。スタッツマンの下肢支配脳領域は、アーチェリーのトレーニングに適応し、さらに独特の特徴を有する可能性は否定できないが、私たちが実施した検査ではその可能性に対する答えを得ることはできなかった。しかしいずれにしても、先天的な上肢の欠損に対し、下肢の支配領域がここまで変化するということが明確に示された点でスタッツマンの事例は大きな一歩であった。

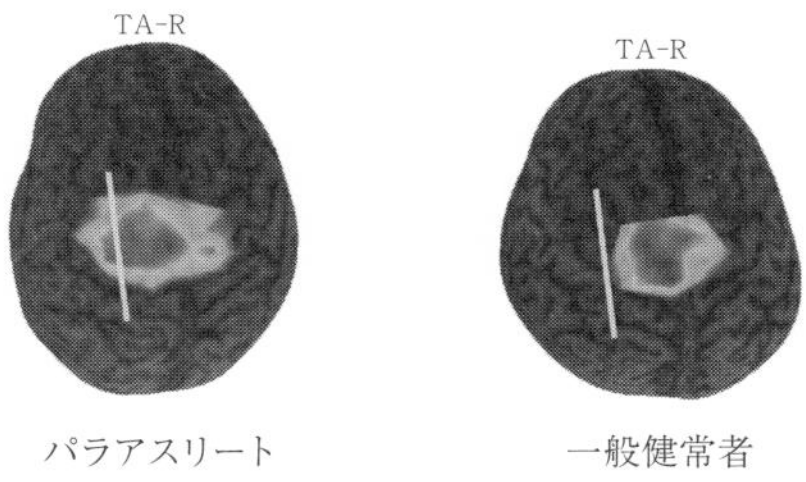

図 3.30 TMSを用いて調べたスタッツマン前脛骨筋の脳支配領域

腕のないアーチェリー選手まとめ

脳は身体の一部が失われるとそれを補償しようとして機能的・構造的変化を起こす。そこにスポーツトレーニングが加わるとさらにそのトレーニングに特有な適応的変化が生じる。これが本書で繰り返し述べてきた、パラリンピックブレインの基盤となる脳の性質である。スタッツマンのような先天的四肢欠損の場合にはどのような変化が脳内に生じるのであろうか？　今回の検査はこの疑問に答えるべく実施されたものであり、その結果は前述したように予想を上回るものであった。

脳は生まれつき欠損した上肢に対し、その支配領域を形成することなく、下肢にその場を与えて広い支配領域を形成した。スタッツマンの足はまるで健常者の手のごとく動くことができるが、それはこの柔軟な変化によって、その基盤ができたためであろう。今後は、障がいが生じた年齢がどの程度脳の変化、再編成に影響するのか、そしてリハビリテーションやスポーツトレーニングが与える影響はどの程度なのか、に関する科学的な検証が望まれる。

5　車いすテニス――卓越した心拍数の謎

国枝慎吾

車いすテニスは日本人にとっては最もよく知られたパラリンピック種目の一つかもしれない。何といっても、障がい者スポーツ選手で史上初めてプロになった国枝慎吾選手が長く世界のトップクラスで活躍しているからである。ちなみに、国枝選手は世界ランク一位として長く活躍し（年間世界最終ランキング一位を八回記録）、グランドスラム車いす部門では、男子世界歴代最多（シングルス二三回、ダブルス二〇回）の優勝記録を持っている。

国枝選手は九歳のとき、脊髄腫瘍の後遺症の下肢麻痺のため車いすの生活となった。母親の勧めで小学校六年生のときに吉田記念テニス研修センターで車いすテニスを始めたという。その後、本格的に競技に取り組むとめきめきと頭角を現し、二〇〇四年のアテネパラリンピックに出場し、ダブルスで金メダルを獲得した。以後の戦績は凄まじく、逐一書いていくと相当のページ数を割く必要があるので割愛するが、パラリンピックだけ取り上げても、二〇〇八年北京パラリンピックのシングルスで金メダル、ダブルス銅メダル、二〇一二年ロンドンパラリンピック、シングルス金メダル、二〇一六年リオデジャネイロパラリンピック、ダブルス銅メダル、と他の追随を許さない戦績を上げてきた。

残念だが、私たちは国枝選手の脳に関するデータは持ち合わせておらず、パラリンピアンの脳としての国枝選手の脳について論じることはできない。しかし、彼の高いパフォーマンスを支えていると思われる一つのデータがあるので紹介しよう。それは、彼を取り上げた、あるテレビ番組の制作協力で行った測定のデータである。

その測定では図3・31のような経路をいかに速く回ることができるかの時間測定を行った。国枝選手は他の二名の車いすテニス選手に比べて圧倒的に速いタイムを記録し、車いす操作の卓越した

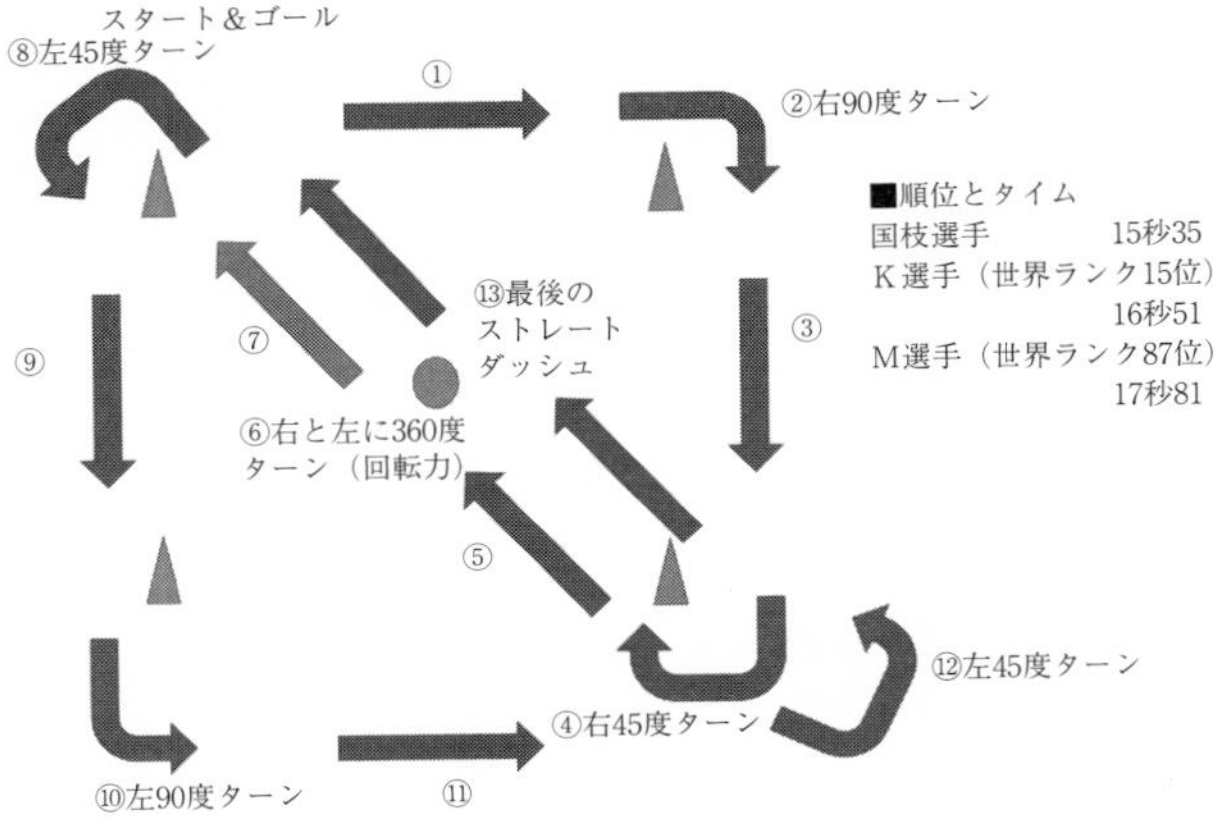

図 3.31　車いすスラロームテストの経路

技術と動きのパワーを示した。そこで驚いたのは、そのときの心拍数が、他の二名の選手では毎分一五〇拍前後だったのに対し、国枝選手では一八〇拍／分を超えていたことである。同様なデータは、日本パラリンピック委員会が行っているパラリンピック候補選手の体力測定でも示されている。これはもう少し単純なもので、二〇メートルの距離を一定時間内に車いすを使って何往復できるか、その距離を調べる測定である。これは健常者の三分間走のような測定であり、全身持久力の測定と位置付けられている。この測定においても彼は圧倒的な距離をたたき出したが、その際の心拍数が測定された四人の選手の中でただ一人一八〇拍を超えていたのである。一般に車いすのような座位での運動で心拍数が一八〇拍／分、以上まで上昇するということはまずない。

腕エルゴメーター（図3・32）を用いて上肢で自転車のクランクのようなバーを駆動する装置がある。これはよく下肢麻痺などのため脚で自転車をこぐことができない人の体力、特に心肺機能を測定するときに、よく用いられる装置である。かつて国立障害者リハビリテーションセンター研究所で働いていたときに、何人もの脊髄損傷の方のデータを見てきたが、腕エルゴメーターを疲労困憊まで動かす体力測定をしても、心拍数が一五〇拍/分以上になることは稀であった。それは運動に動員される筋量の少なさが主たる原因と考えられる。腕エルゴメーターに用いられる筋量は上肢が中心であって、体幹までフルに使うことはほとんどない。下肢に対して上肢の筋量は少なく、フルに使っても心臓の血液供給を最大レベルまで促す必要がないのである。

そのような座位での運動である車いす運動で心拍数が一八〇拍/分超まで上がるということは、おそらく国枝選手は体幹も含めて多くの筋をその運動に動員することができていると推察される。そして図3・31のような、いわば車いすジグザグ走において示した卓越した車いす操作技術に加えて、彼の車いす運動での高い持久系能力こそが、車いすプレーヤーとしての世界トップレベルのパフォーマンスを下支えしていると思われるのである。

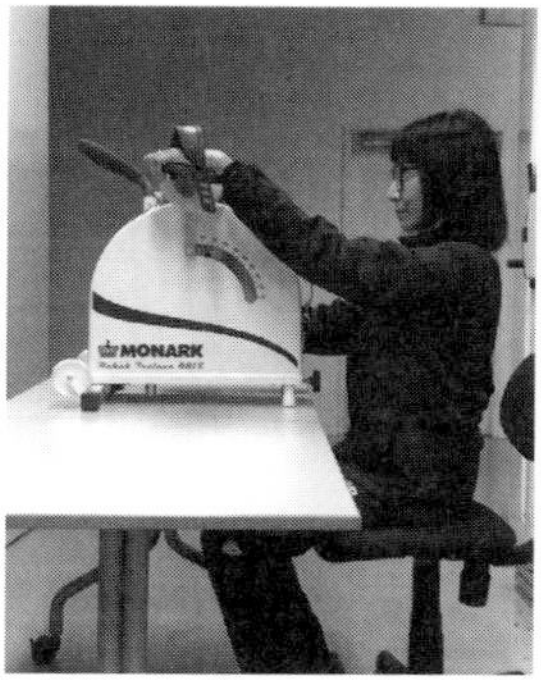

図 3.32 腕エルゴメーター

車いすテニスにおける車いす操作は、日常の車いす使用では要求されない、ありえない速さでの方向転換、加速、減速などが求められる特殊な運動技術といえる。そのような特殊運動技術を長くトレーニングしていると、それに対する神経系の適応が生じるはずである。

この点について、私たちはやはり世界のトップ車いすテニ

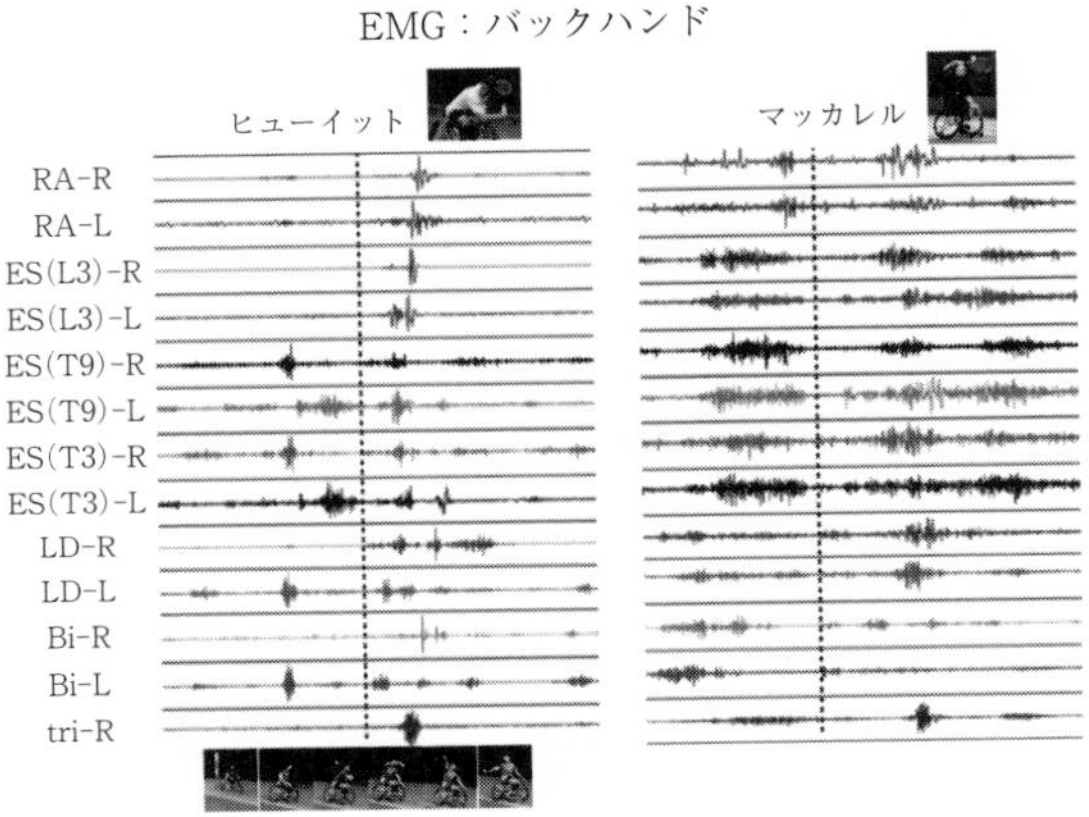

図 3.33 バックハンドストローク時の体幹と上肢の筋活動

スプレーヤーであるアルフィー・ヒューイット（Alfie Hewett）選手の神経機能を調べる機会を得た。以下では、その結果について紹介しよう。

アルフィー・ヒューイット

ヒューイット選手はイギリス生まれの車いすテニスプレーヤーで二〇二〇年三月時点では世界ランキング三位、二〇一八年にはランキング一位も記録している。現在の車いすテニス界の世界トッププレーヤーの一人といって間違いない。

私たちは彼のプレー中の筋活動と安静時の脳と体幹筋群とのつながりについて調べる機会を得た。

筋電図測定では上肢と体幹の計一三の筋に電極を貼付して、フォアハンドストローク、バックハンドストローク、サービスの筋活動を記録した。図3・33〜3・35は彼ともう一人のテニスプレーヤー、マーク・マッカレル（Marc McCarrell）選手がそれぞれ同じ動作をしたときの筋電図を示している。こうして並べて比較すると、いずれのテニススキルにおいてもヒューイット選手の筋活動は全体として、活動時と不活動時の違いが明瞭であることが見て取れる。マッカレル選手の場合、ボールとのインパクト前に持続的な弱い波が生じている筋が多く、全体的に筋活動が多い印象がある。これらはあくまでも質的な印象であるが、ヒューイット選手の方が効率的な筋活動、すなわち効率的

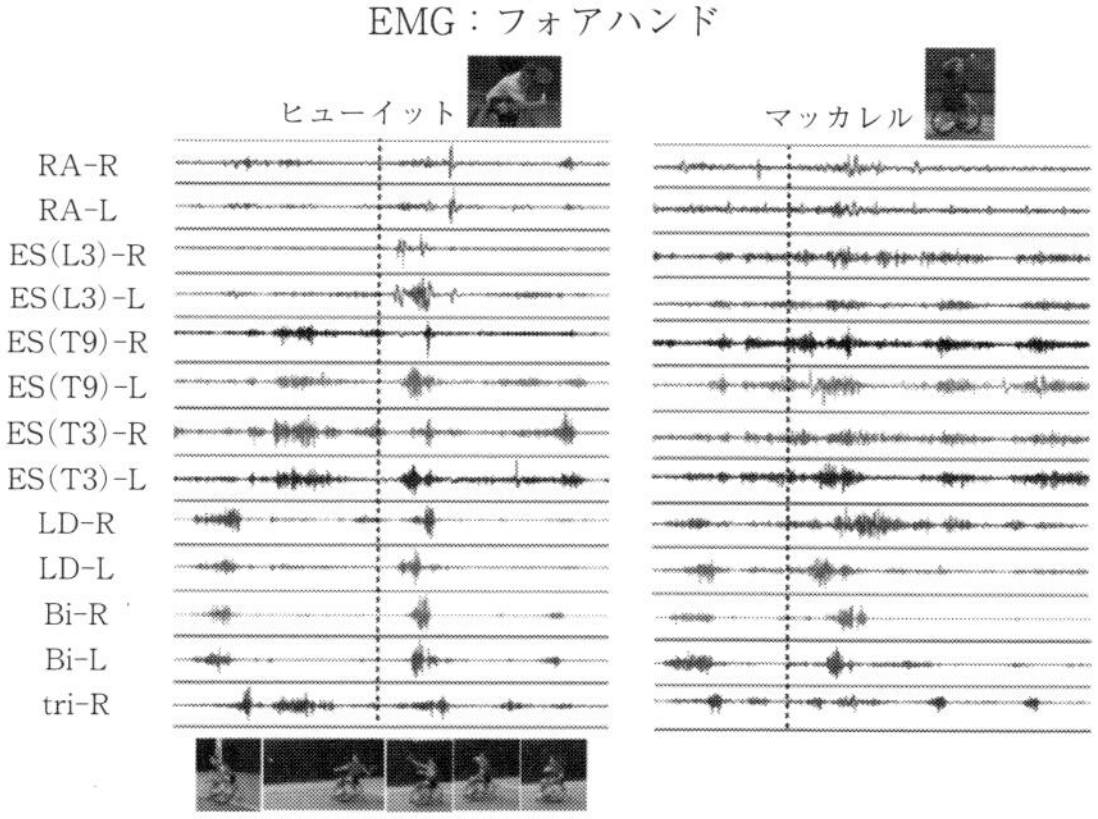

図 3.34　フォアハンドストローク時の体幹と上肢の筋活動

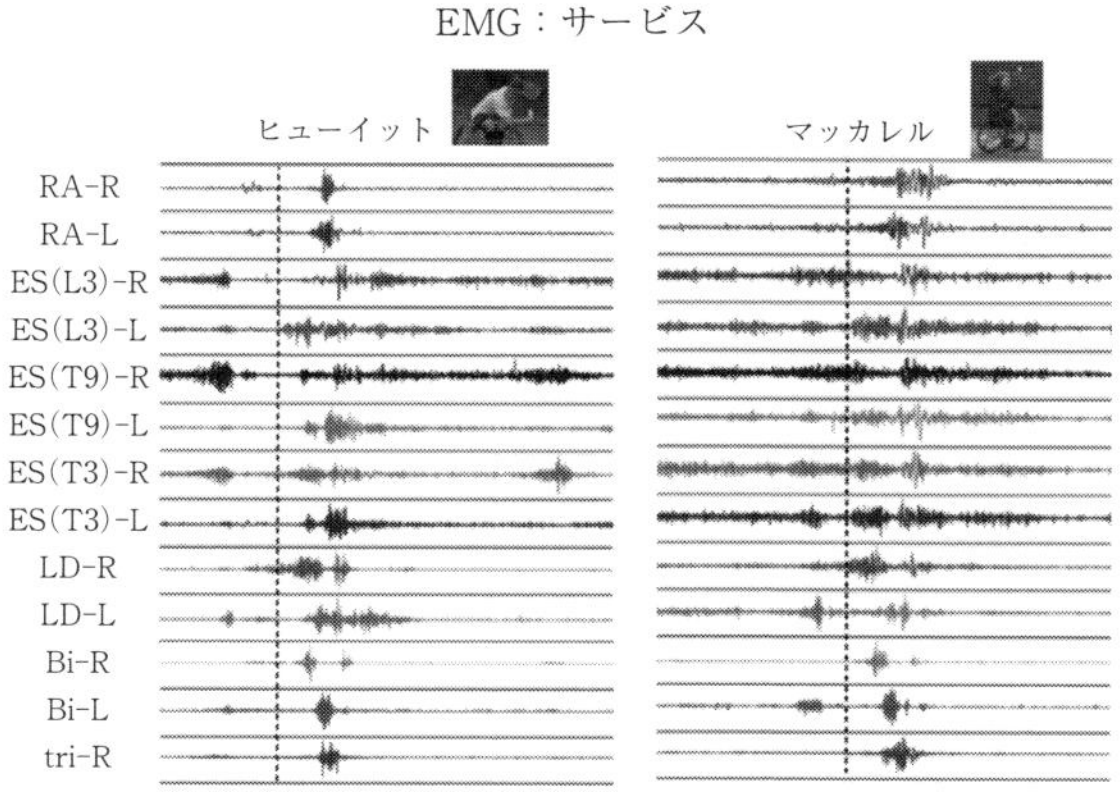

図 3.35　サービス時の体幹と上肢の筋活動

な身体の使い方をしているのかもしれない。

次にTMSを用いた実験では、体幹の筋群と上肢筋群との神経的な結合について調べた。この点を調べたのは、私の研究室の大学院生である佐々木睦氏と当時研究員として所属していたMatija Milosevic博士が、競技者ではない一般健常者において同様の実験を積み重ねており、当時すでに比較可能な基礎データがあったからである。つまり、一般健常者との比較が可能であったということである。その結果、ヒューイット選手、マッカレル選手では、上肢筋と体幹筋の間のつながりが極めて強いことが明らかとなった。これはどういうことであろうか。以下に、佐々木氏の研究結果とともに説明しよう。

(a) 神経の四肢間結合

私たちが歩いたり走ったりするとき、上肢と下肢は意識しなくても交互に周期的な運動をする。歩行や走行のような系統発生的に古くから行われてきた移動運動には、脊髄の中に下肢(後肢)や上肢(前肢)をそれぞれ周期的に動かす神経回路があることが知られている。それら周期的な動きを生み出す神経回路を中枢パターン発生器(セントラルパターンジェネレーター:CPG、第1章参照)と呼ぶ。下肢を動かすCPGは脊髄の尾側(腰膨大部)、後者は頭側(頸膨大部)にそれぞれ独立して存在する。しかし、脊髄内を走行する神経(脊髄固有神経)が両者を結合しているため、両方のCPGが活動を協調させるときなどに相互作用があって効率的な交互性運動が実現されると考えられている。しかし、体幹の筋と四肢の筋間の神経結合が人間でどのようになっているのかは不明であったため、佐々木氏らは、四肢と体幹の神経間の基本的な神経結合について調べた。

体幹と上肢筋、下肢筋の間でいずれかの筋、たとえば体幹の筋に力を入れたときに、上肢筋と下肢筋を支配する神経の活動（興奮性という）が変化するか否かを調べるＴＭＳ実験を行った。図３・36がその概要である。すなわち、もし上肢の筋、ここでは手首の筋（ＦＣＲ）を単独で随意的に収縮させるとき、下肢の筋あるいは体幹の筋、またはその両者のＴＭＳに対する応答（運動誘発電位：ＭＥＰ）が増大すれば、中枢神経内のいずれかの領域でＦＣＲへの神経指令が他の筋の脳あるいは脊髄の神経細胞に影響を及ぼしたということになる。そこで、上肢、下肢、体幹の三グループ間で、それぞれを単独で活動させたときのその他二グループへの影響を調べたのである。結果の詳細は本書では割愛し、車いすテニスとの関係が強い上肢と体幹筋間の結果のみ紹介する。

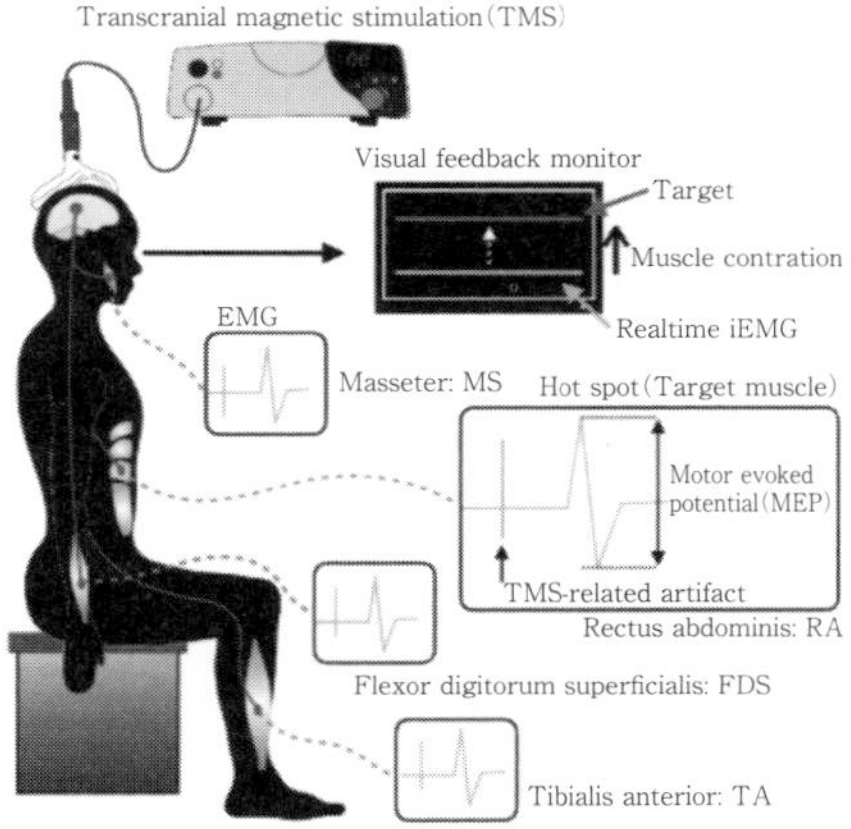

図 3.36　TMS 実験の概要を説明する模式図

この実験結果では、体幹の筋を単独で随意収縮させたとき、上肢の筋を単独で随意収縮させたとき、いずれにおいても随意収縮させていない筋のＭＥＰも増大した。つまり、それらに神経的な相互作用があることを示している。しかし、その作用の強さは

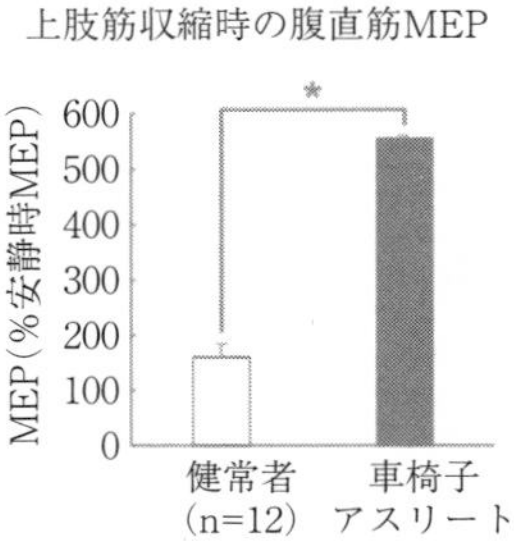

図 3.37　車いす選手が上肢筋を随意収縮させた際に腹直筋に誘発されたMEP振幅

健常者12名の平均値との比較.

組み合わせによって異なった。すなわち、上肢筋を単独収縮させた際は、体幹筋に対して強い影響があったが、逆に体幹筋を収縮させた際の上肢筋への影響はそれほど強くはなかったのである。

この結果は、私たちが上肢を動かす際に無意識下で体幹筋が収縮し、いわば土台を安定させて上肢を動かす機能と関連しているのかもしれない。立位姿勢から手を素早く上に持ち上げたり、目の前に挙げたりする動作のときに体幹と下肢の筋がそれに先立って活動することが知られており、この現象を予測性姿勢調節（anticipatory postural adjustment：APA）という。APAの基盤をなす神経回路が上肢筋と体幹筋を結合する経路であり、その強さは機能的に重要な上肢筋→体幹筋がその逆よりも強いと解釈することに無理はないであろう。下肢筋グループも含めた結果の解釈は佐々木氏らの論文（Sasaki *et al.*, 2018）を参照されたい。

私たちはこの神経結合について、前述のイギリス人車いすプレーヤーを対象としても調べた。その結果、車いすテニスプレーヤーでは、上肢筋→体幹筋への神経結合の強さが、一般健常者に比べて極端に強いことがわかった。図3・37の結果は、上肢の筋を単独で随意収縮させたときの体幹の腹直筋への一次運動野からの経路の興奮性を、安静時と比べたものである。一般健常者では興奮性は一・六倍ぐらいしか高まらないのに対し、車いすテニスプレーヤーでは五・五倍程度まで高まることを示している。つまり、少なくともこのときに調べた二名の車いすテニスプレーヤーでは、上肢筋→体幹筋間の結合が極端に強いことがわかったのである。

これはおそらく、テニスの激しい動きの中、車いす上で体幹を安定させラケットを上肢で操るという車いすテニスの競技特性と関係するのであろう。そのような機能的必要性に見合う形で中枢神経内の四肢と体幹を結合する神経回路のうち上肢→体幹筋間の神経結合の強さも強化されたと考えることができる。私たちはまだ、対照群として車いす競技を習慣的に行っていない車いす使用者を調べていないので、今回の二名の車いすテニスプレーヤーに認められた結果が、車いすテニストレーニングによってもたらされたものと断定することはできない。しかし、少なくとも健常者の結果の範囲からは大きく逸脱しており、日常的車いす使用に加えて、テニスのトレーニングが上肢と体幹の筋における神経的結合を強化した可能性は大であろう。

車いすテニスまとめ

車いすテニスに限らず、車いすバスケットボール、車いすラグビーなど下肢に障害がある人が車いすを用いて実施するスポーツはいくつもある。車いすテニスや車いすバスケットボールは、健常者も車いすを使えば一緒にプレーすることができる。私も実際に車いすバスケットボールをプレーしたことがあるが、立位でのバスケットボールとは明らかに異なる運動技術が要求されることが実感できる。

まず第一に車いす操作に慣れていないと、車いすを動かしながらボールを扱うことがままならない。この点は容易に想像できるであろう。しかし実際に試してみて最もはっきり難しさが実感できるのはゴールリングに向けてボールを投げてみたときである。車いすに座ったまま、フリースローラインからボールを投げてリングまで届かせることは、初めての人ではほぼ不可能である。

かつて、車いすバスケットボール女子日本代表選手のフリースロー動作を調べたことがある。そのときに見たフリースローの正確性の高さは、二〇年以上経った今でも忘れられない記憶として残っている。立位でのシュート動作と車いす上からのシュート動作は、似て非なる運動技術なのである。

車いすテニスも、立位でのテニスとは明らかに異なる運動技術を要求される。長期にわたって日々その運動技術をトレーニングすることで、それに関わる神経結合が強化される。ここで紹介した車いすテニス選手の結果は、まさにそうして強化された神経結合を表していると考えてよいであろう。

6 パラアイスホッケー——歩行装具が鍛えるCPG

髙橋和廣

パラアイスホッケーは、下肢に障がいがある人が、氷上でそり（スレッジ）とスティックを使ってプレーするアイスホッケーである。パラリンピックでも一九九四年のリレハンメル冬季パラリンピックから正式種目として採用され、日本チームは二〇一〇年のバンクーバーパラリンピックで銀メダルを獲得している。

髙橋和廣氏は二〇〇二年のソルトレークシティパラリンピックの日本代表に選ばれて以来、前回の平昌《ピョンチャン》パラリンピック（二〇一八年）まで日本代表で主力選手としてプレーしている。ピョンチャンでは副主将を務め、その大会で日本が獲得した三得点はすべて彼があげたゴールだった。高橋氏は小学校六年からアイスホッケーを始め、中学から高校、大学までアイスホッケー部に所属してプレーを続けていた。特に高校では三年連続インターハイに出場するなど、国内トップレベルのアイスホッケープレーヤーであった。しかし、大学生のときにスノーボード中の事故で脊髄を損傷し、アイスホッケーを続けることは断念せざるをえなくなったのである。

（a）脊髄の再編

彼の障がいは脊髄の完全損傷（腰髄　番以下）であり、下肢の感覚、運動ともに完全麻痺という重いものだった。ここで思い出される読者もいるかもしれない。実は、前述した脊髄完全損傷者の優れた上肢機能、そしてその神経基盤と目される特異的脳領域の再編の発見には彼のデータも含まれている。その意味で、彼は既に本書（図3・22）に登場しているわけであるが、ここで紹介するのは、脳ではなく、脊髄の可塑性についてである。第1章、第2章で脊髄とその可塑性については詳しく説明している。ここでは、彼を対象とした研究によって明らかとなった脊髄の能力について紹介しよう。

（b）装具を用いた立位歩行

前述したように、私たちは脊髄損傷者の上肢機能と脳の構造・機能を調べる研究には、彼にも参加してもらいデータを取得したが、実は彼の結果は他の脊髄完全損傷の方とは明らかに異なっていた。

私たちが測定したところ、彼のグリッピング力の安定性は取り立てて優れているわけではなく、そして脳の構造上も他の脊髄損傷の人に認められたような大きな変化は確認されなかったが、そのような結果はある程度想定されていた。なぜなら、彼の生活習慣には他の脊髄損傷者と決定的に異なることがあったからである。それは、彼が脊髄損傷後のリハビリのために国立障がい者リハビリテーションセンターに入所していた当時に、歩行用装具に出会い使用していたことである。

（c）歩行用装具

歩行用装具については第1章で簡単に説明したが、ここで再度もう少し丁寧に説明しておこう。歩行用装具とは、立位姿勢を維持するための装具と杖を用いて下肢に障がいがある人の歩行を補助する道具である。これには、立位姿勢を補助するための足関節部を固定する装具（Ankle Foot Orthosis：ＡＦＯ）、股関節周囲筋が残存する場合には膝伸展位にて脚全体を固定する装具（Long Leg Brace：ＬＬＢ）、さらに麻痺が体幹部にまで及ぶ場合の骨盤帯付の装具、などがある。図３・38は長下肢装具を用いた杖歩行の様子である。

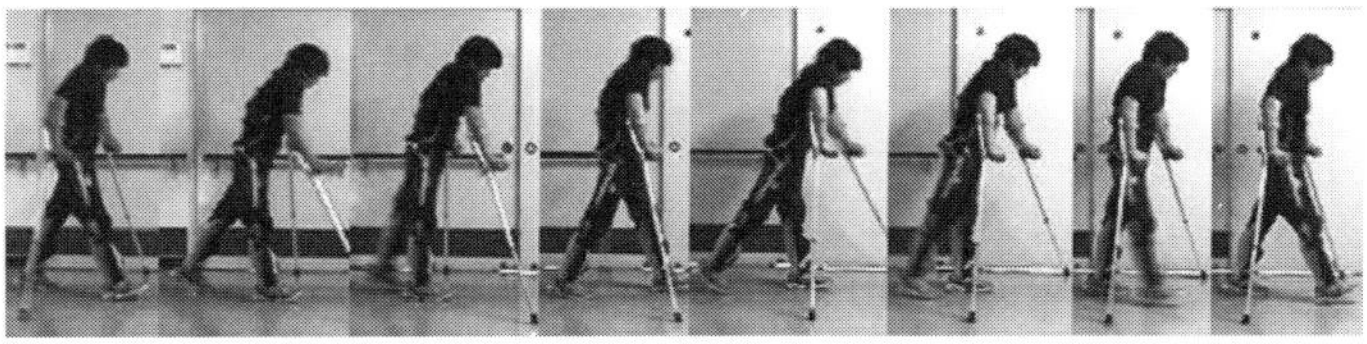

図 3.38　歩行用装具を用いた完全対麻痺者の歩行の様子

歩行用装具は古くから存在し，リハビリテーションに用いられていた時期もあった。しかし，立位歩行を実現するためには著しい身体的労力を要することや着脱に補助を必要とすることが多いこと，転倒の危険性が高いこと，一度転倒すると一人では起き上がれないこと，など負の要素が多いことから，リハビリテーションの臨床ではほとんど用いらなくなっていた。しかし，このような負の要素を踏まえても，立位歩行を継続的に実施することは，車いす生活での座りきりに伴う二次的障害を防ぐことが期待できる。このことから，私たちの研究グループは装具を用いた歩行を一定期間トレーニングしたときの生理学的な効果を中心にして，装具歩行の生理学的影響を包括的に調べる研究プロジェクトを実施したが，そのときの参加者の一人が高橋氏であった。

私たちはこの研究プロジェクトから多くの重要な結果を得たが，このプロジェクトに参加してくれた脊髄損傷の方たちのなかで，プロジェクト終了後も歩行装具を使った歩行を日常的に取り入れた人は高橋氏以外にはいなかった。前術した負の要素を再度見れば，歩行用装具を日常生活で用いることが実質的に無理なことは想像がつくだろう。車いすの便利さ，安全性とは比べようもないのである。脊髄損傷で歩けなくなった人たちが日常生活に歩行用装具を用いないことは当然である。

にもかかわらず、髙橋氏がほぼ毎日のようにこれを用いた歩行を行っていたのには、特別な理由があった。それは、立位歩行をすることで、身体的・精神的コンディションが良好に維持できると彼自身がが確信していたことである。まさに彼は、アスリートとして日々のトレーニングに装具歩行を取り入れ、長年継続していたといってもよい。この点が他の脊髄損傷者と決定的に異なる点であり、彼の上肢機能、脳の再編が他の脊髄完全損傷者と異なっていた結果は納得ができるのである。

(d) 装具歩行が脊髄を鍛える?

脊髄の完全損傷は、臨床的には脊髄の損傷部より下位の脊髄が支配している筋肉がまったく動かないことと、触れてもまったく感じないことで確認される。つまり、脚がまったく動かせない、そして触ってもまったく感じない状態といってもよい。これに対して不完全損傷の場合は、ほんの少しは動かすことができる、少しだけ感覚が残っている状態と考えて差し支えない。このプロジェクトでは、完全損傷の人たちを対象としていた。

私たちは、まったく動かない脚の筋肉にもセンサーを貼り、歩行用装具で歩いたときに何か生じるか、すなわち筋活動が生じるのかを確認しようとした。さらにこの実験を、歩行用装具をはじめて装着して歩く練習を始めたときから、トレーニング中、そしてトレーニング終了後と継続的に調べたのである。前述のように装具歩行研究プロジェクトは多くの成果をもたらしたが、その中でも当時、私たちが子供のように興奮したのはまさにこの実験から得られた結果であった。

完全に麻痺していて動かないはずの筋肉が、何と装具を装着して歩行しているときには活動していたのである。筋に装着した筋電センサーが筋電位の発生を検知していた。脊髄完全損傷者は、自分の意志で麻痺している筋を動かそうとしても、動かすことができないことを先に述べた。少しでも動かすことができるのであれば、完全損傷あるいは完全麻痺とはみなされない。したがって装具歩行時に観察された麻痺筋の筋活動は、本人の意思の下に引き起こされた活動ではない。それでは、なぜ本来筋活動が生じないはずの麻痺した筋に筋活動が発生したのであろうか。

その答えは脊髄にある。実は当時、トレッドミル上で脊髄損傷の人の立位を保持し、理学療法士が左右の脚を交互にステッピング（受動ステッピング）させると、麻痺した筋にステッピングに同調した筋活動が生じることが論文で報告され始めていた。そしてそのトレーニングを繰り返し行うと、脊髄不完全損傷の場合、それまでのトレーニングよりも高い確率で自立歩行が回復することも報告され、この時期はまさに、それまで回復が極めて困難と考えられていた脊髄損傷者のリハビリテーションに新たな展望が開かれようとしていたときであった。いわば、脊髄損傷リハビリテーションのパラダイムシフトが起ころうとしていたのである。このパラダイムシフトには神経科学が明らかにした二つの新たな知見が原動力として働いた。

一つは、それまで人間では退化しており機能していないと考えられていた脊髄のセントラルパターンジェネレーター（CPG）が、実際には退化したわけではなく、人間の脊髄内にも存在することを示す研究結果が次々に報告されるようになったことである。「脊髄損傷者の受動ステッピング」

で観察された筋活動（歩行様筋活動）も、それら一連の研究報告に含まれている。脊髄完全損傷者では、脳と麻痺筋のつながりが損傷によって完全に途絶えている。したがって、彼らの麻痺筋に生じた歩行様筋活動は脊髄ＣＰＧが出力したと、すなわち脊髄にＣＰＧが存在することの間接的証拠と考えられたのである。

ここではその詳細な神経メカニズムに関する説明は省略するが、私たちは、それらの研究結果から推測して、装具歩行中にもＣＰＧからの出力によって麻痺筋に歩行様筋活動が生じるのではないかと考えた。この推測があったからこそ、私たちは麻痺している筋にあえてセンサーを付けて調べようとしたのである。そして私たちの予想は見事に当たり、装具歩行中にも歩行様筋活動は観察された（Kojima *et al.*, 1998, 1999）。

二つ目の知見は、脊髄の神経回路には可塑的な性質（学習や記憶の基になる性質）があって、トレーニングによってその構造や機能を変化させることができるということである。それまで、脊髄は身体の隅々からの感覚情報を脳に伝え、脳からの指令を筋肉に伝えるという伝達器官であり、柔軟性や適応性は乏しいと考えられていた。しかしこの頃、動物の脊髄や脊髄損傷者を対象とした研究によって、脊髄にはそれまで考えられていた以上の適応能力があって、トレーニングによって神経回路の働きを強化させることができることが明らかになりつつあった。そこで私たちも、装具歩行によって脊髄神経回路、より具体的にはＣＰＧの働きも強化できるとの仮説の下に、このプロジェクトを開始したのである。

このプロジェクトでは、下半身麻痺（対麻痺）によってまったく歩くことができなくなった脊髄完全損傷の人たちに、装具を付けて杖をついて歩くというまったく未経験の歩行を、まず習得してもらうところから始めた。装具歩行を習得するまでは安全装置の下で数日単位の時間がかかるのであるが、髙橋氏は元々アスリートということもあってか、初日の練習で見事に装具歩行をマスターした。そして、このプロジェクトの結果は、装具歩行トレーニングも脊髄神経回路の働きを強化することができることを示すものであった（Nakazawa *et al.*, 2004）。

これらの研究結果は人間の脊髄ＣＰＧの存在や性質を明らかにし、新たなリハビリテーションへと応用する理論的根拠を構築していくうえで重要な成果となった。しかしその一方で、自分の意志で動かすことができない脊髄の神経回路を強化しても、脊髄完全損傷の人たちにとって何もありがたいことはないではないか、との意見もあった。そのような意見も確かに一理ある。しかし当時は、萌芽期にあった再生医療の本格的臨床応用を控えていた。来る再生医療の導入に備え、脊髄の可能性をつまびらかにして、脊髄の神経回路を弱体化させず、できる限りその機能を強化しておくことは意味があるとの立場を私たちはとっていたのである。

（e）一二年間の装具歩行トレーニング

髙橋氏はここまで述べてきた装具歩行研究プロジェクトに参加し、上記のような重要な結果をもたらしてくれた。しかし話はここで終わりではなく、彼はこのプロジェクト終了後、実に一〇年以上装具歩行を続け、その間、毎年のようにデータ計測に協力してくれた。これは、研究プロジェク

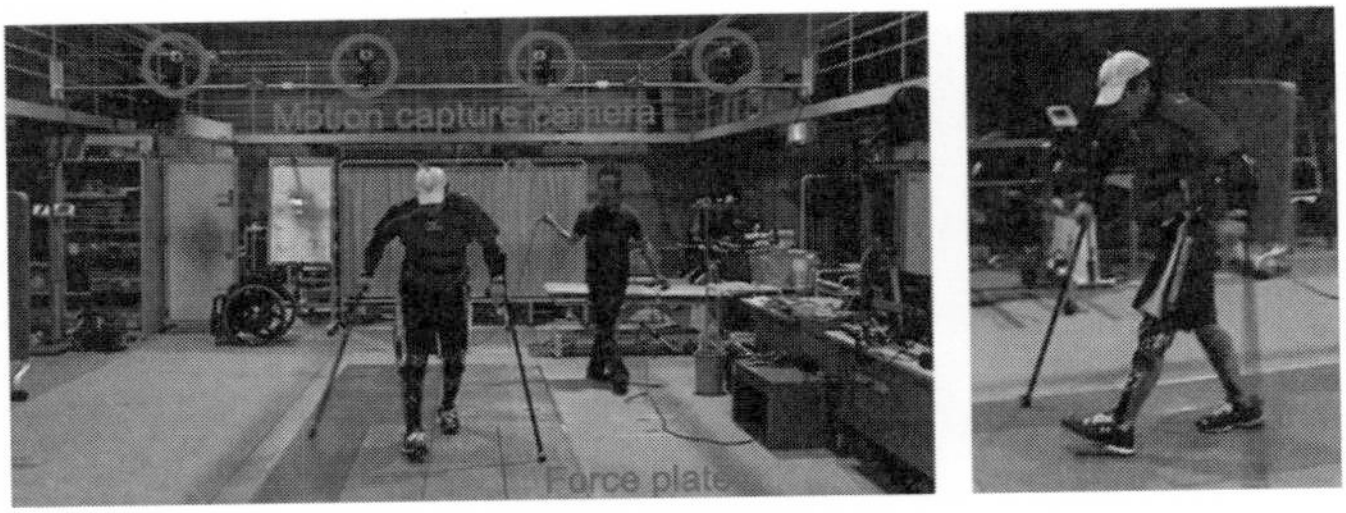

図 3.39　装具歩行実験の様子

トをきっかけに彼との親交を深めた、河島則天氏（国立障害者リハビリテーションセンター研究所室長）の粘り強いデータ計測の継続の賜物でもあり、世界的にも類のない貴重なデータが得られたといえる。以下にその結果について紹介しよう。

図３・39は装具歩行の動作と下肢麻痺領域の筋電位計測の様子である。いわゆるモーションキャプチャーを用いて、歩行装具を用いた杖歩行の動作上の変化を追跡するとともに、麻痺している筋に生じる電気的活動（脊髄からの指令を表す）が年を追うことで変化するのかを調べたのである。図３・40と図３・41がその結果である。

図３・40は歩行中の股関節と膝関節の角度変化、床反力、筋電図をそれぞれの測定時ごとに並べたものである。これを見ると、ＳＯＬからＢＦの筋電図の波形が七年後、一一年後に大きくなっている様子がわかるだろう。図３・41はこの結果を基に動作と筋活動を表す代表的な数値を定量化して、経時的変化を追ったものである。

この結果を見ると、股関節の可動範囲がだんだん増加し、角速度も増加していることがわかる。これは、装具歩行の歩幅が広がり、歩行ピッチ（ケイデンスという）も増加していることを示している。おそ

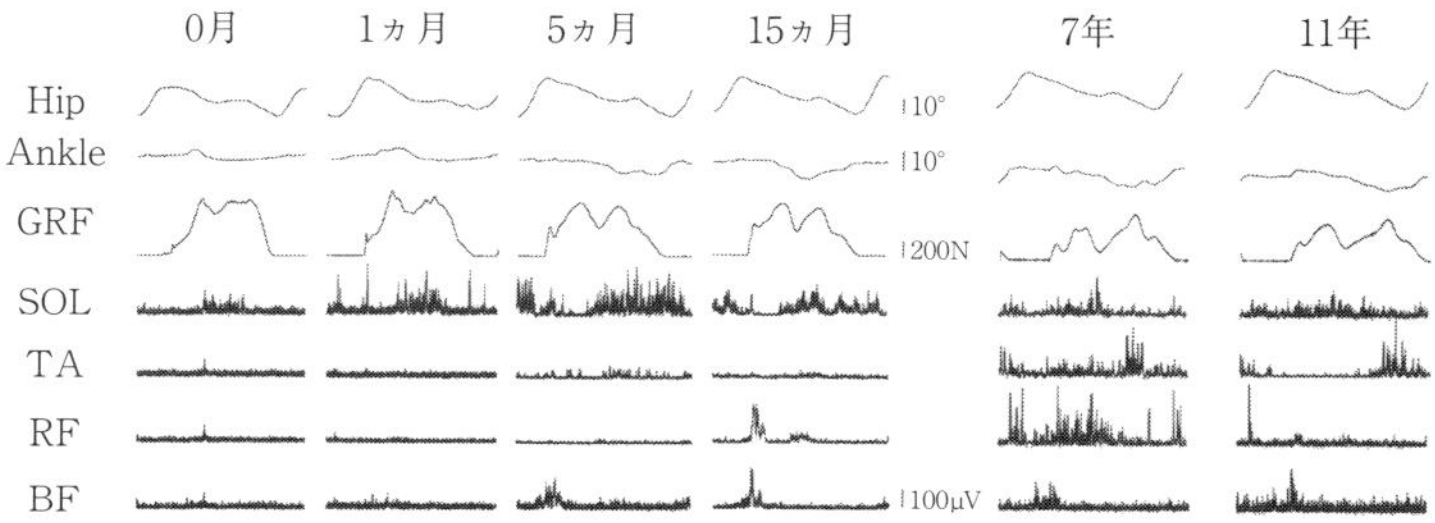

図 3.40 装具歩行中の股関節（HIP），膝関節（Ankle）角度，床反力波形（GRF）および下肢の筋電図

トレーニング開始後から 11 年後の波形．SOL：ヒラメ筋，TA：前脛骨筋，RF：大腿直筋，BF：大腿二頭筋．

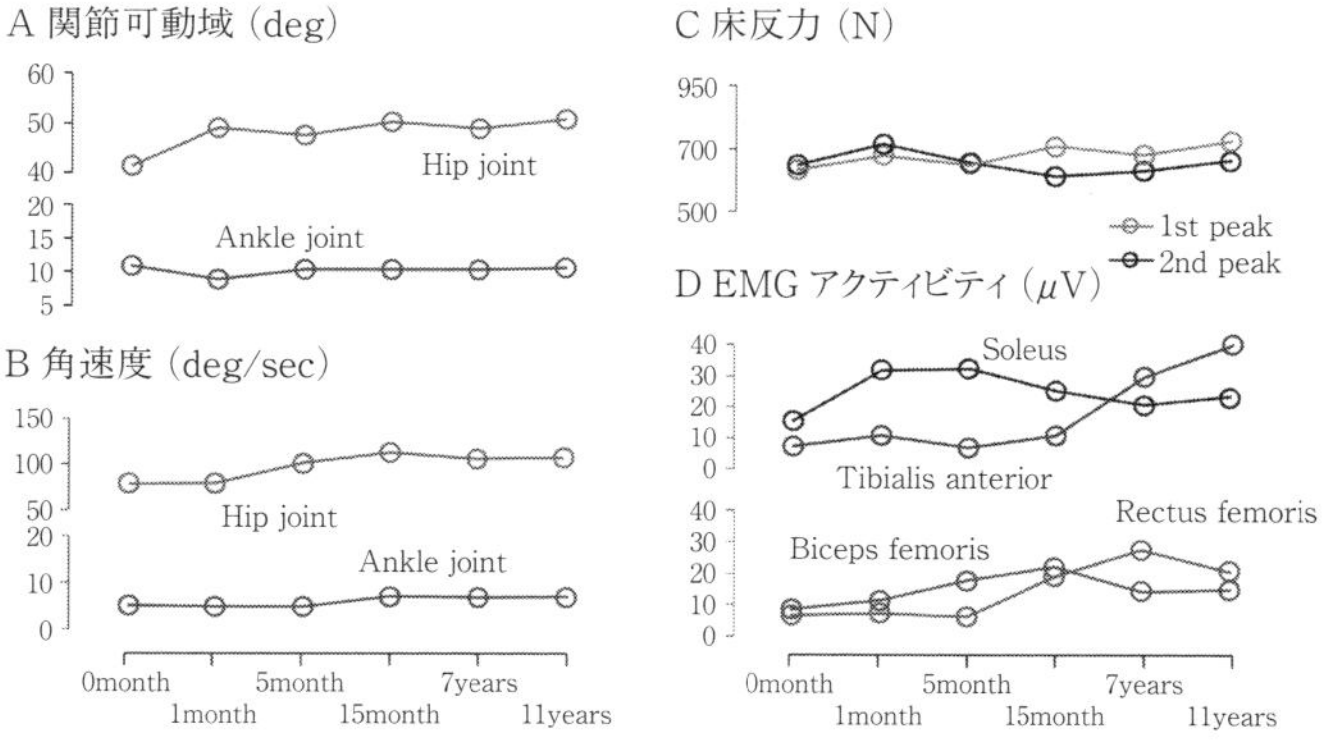

図 3.41 装具歩行中の股関節，足関節関節可動域，角速度，床反力の第 1 ピーク，第 2 ピーク波形および下肢各筋の筋電位の大きさ

トレーニング開始後から 11 年後までの変化を表している．

らくこの歩行に習熟することで歩行速度も増大したのであろう。床反力の第一ピークと第二ピークの大きさ自体にはほとんど変化がないように見える。しかし前の図４・40のＧＲＦ（Ground Reaction Force：床反力）の波形と合わせてみると、七年後、一一年後では一つ目の大きな山（第一ピーク）と二つ目の大きな山（第二ピーク）がきれいに分かれており、これは健常者の歩行に近い形である。この傾向は五ヵ月後、一五ヵ月後でも見られ始めており、歩行の習熟と関連していると考えてよいだろう。

さて注目すべきは、筋の活動である。そもそもトレーニング当初からヒラメ筋（ＳＯＬ）には筋活動電位が観察されていたが、それに加えて前脛骨筋（ＴＡ）や大腿直筋（ＲＦ）の活動電位が増大していく様子がわかる。これらの結果はきわめて重要である。

脊髄完全損傷では、脊髄の損傷部以下が支配していた部位の感覚と運動機能が完全に喪失する。そのような状態では、麻痺部位は使うことができないので、そのままにして放っておくと、廃用症候といって筋の萎縮や骨密度低下、皮膚の褥瘡など、さまざまな二次的障害が発生する。脊髄の運動細胞や神経回路も負の適応を起こして、細胞の萎縮やシナプス伝達の低下が生じることが容易に想像できる。しかし髙橋氏の結果は、一〇年以上の（過去に例を見ない）装具歩行トレーニングによって、脊髄の歩行関連神経回路の活動は増強し、脊髄からの神経出力が逆に増大したことを示している。アスリートとしてのコンディショニング維持という強いモチベーションと、この立位歩行トレーニングを実施しないとさまざまな不調が生じるという彼自身の確固たる自覚が、装具歩行を一〇年以上も続ける原動力となったのであろう。

パラアイスホッケーまとめ

再生医療の脊髄損傷への応用が目前となった現在、脊髄神経の状態を良好に保ち、そして応用後のリハビリを効果的、効率的に進めるためにどのような介入が必要なのか、科学的エビデンスに基づく理論と実践法の確立が求められている。髙橋氏の結果は、人間の脊髄の能力を実証的に示すものであり、この面の研究と臨床に与えるインパクトは大きい。

7　盲人スイマー——イメージ力と統合処理

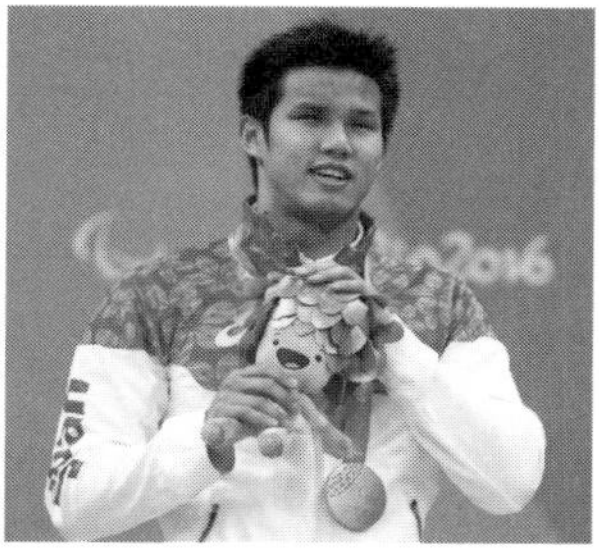

図 3.42　山本敬一選手

木村敬一

次に紹介するのは、視覚障害スイマーの木村敬一選手である（図3・42）。木村選手は、パラリンピック視覚障害クラスの世界トップ選手の一人である。ロンドンとリオのパラリンピックでは、銀メダル、銅メダルをそれぞれ三個、計六個のメダルを獲得している。彼は滋賀県に生まれ、二歳のときに両目を失明したという。一〇歳のときから水泳を始め、筑波大学附属盲学校、日本大学でそれぞれ水泳に打ち込み、北京パラリンピックから三大会連続でのパラリンピック出場を果たしている。

視覚障がい者の水泳競技はB11〜B13の三クラスに分かれており、木村選手はその中で障がいが最も重いB11に属している。視覚障害がある人がプールで泳ぐ際にはプールサイドの壁に激突する危険があるため、コーチがタッピングバーと呼ばれる棒を使って選手に壁が近づいていることを知らせる。タッピングのタイミングも重要であり、コーチとのコンビネーションの良さが求められる。

木村選手によると水の中で音はあまりよく聞き取れないとのことなので、残る感覚として体性感覚と前庭感覚を頼りにまっすぐ泳いでいるものと想定される。つまり、視覚を利用することができる晴眼のスイマーと木村選手では水泳時に頼りにする感覚情報が大きく異なるといえる。私たちが身体を動かすとき、脳からの指令と運動の結果生じる感覚情報は常に照合されている。五感のいずれかが使えなければ、残りの感覚情報の重要性が増すことは自明であろう。木村選手の場合、体性感覚と前庭感覚の比重が大きくなっているはずであるから、水泳という運動の制御全体でみれば晴眼者とは異なる運動の制御が行われていると考えられる。私たちはこの違いを調べて、木村選手の運動制御の特徴を明らかにしようと考えた。

しかし、実際の水泳中に脳活動を調べることはできない。そこで、木村選手が頭の中で水泳のレースをイメージしている、その運動イメージ中の脳活動を調べることにした。運動のイメージとは、自分がある運動をしているときのことを、身体は動かさずに頭の中だけで想像することを指す。このときの脳活動はその運動を実際に行うときの脳活動に似通っていることが知られている。したがって、運動イメージ中の脳活動を調べれば、実際にその運動を行っているときの脳活動が推定できるだろう。前述したように木村選手の水泳では、視覚を除く、他の感覚記憶をもとになされているはずである。その場合、果たしてどのような脳領域が活動するのだろうか。

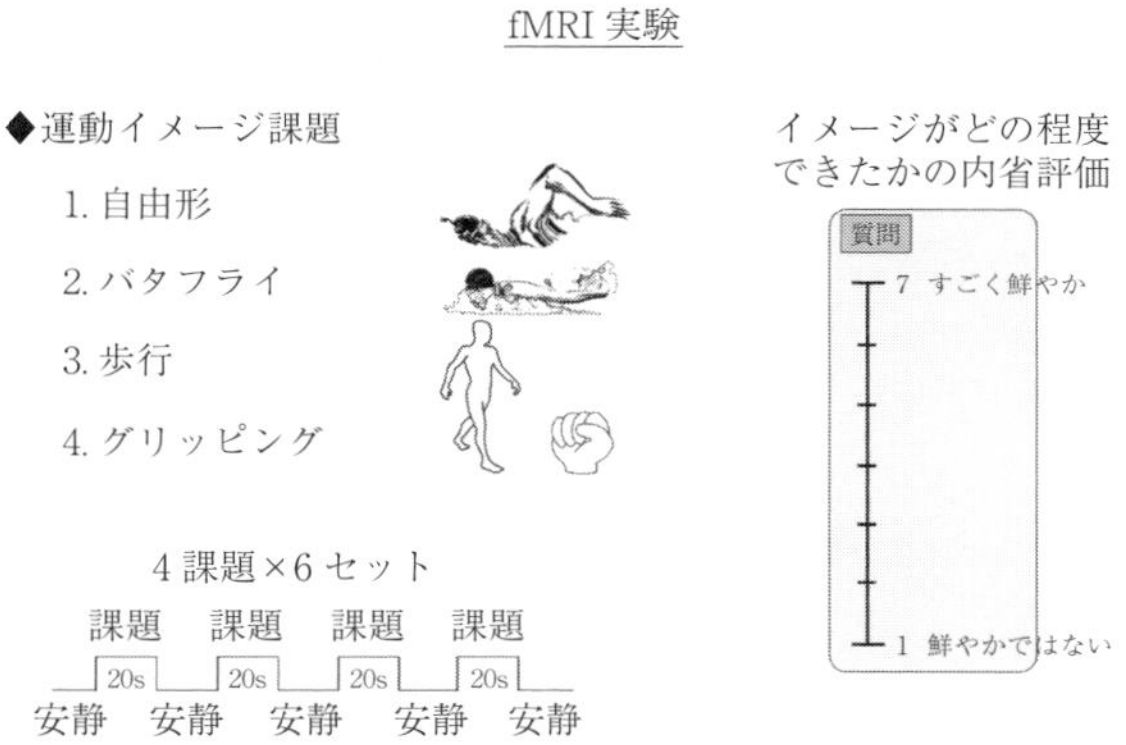

図 3.43　fMRI 実験の概要

（ａ）ｆＭＲＩ実験

木村選手にお願いした課題は、ＭＲＩ装置内で次の各課題をイメージしてもらうことであった（図３・43）。

課題１：自由形レース
課題２：バタフライレース
課題３：歩行
課題４：グリッピング（手を握る動作）

それぞれの課題を二〇秒ずつ、六回、間に二〇秒の安静を入れて実施した。比較のため、同年代の晴眼水泳選手と全盲で競技スポーツを行っていない方にも同じ課題を実施してもらい、そのときの脳活動を記録した。図３・44〜３・47にｆＭＲＩで記録したそれぞれの被検者の脳活動を示す。

　水泳の自由形、バタフライをイメージしたときの脳活動を見てみよう。これらのイメージングがどれだけ正確になされたのかを評価するために、実際のレースを思い浮かべてもらい、ゴールまでにかかる時間を測定した。図3・48はその結果である。木村選手、晴眼スイマーともに時間的な側面ではかなり正確にイメージできていたことがわかる。

　このときの脳活動が図3・44〜3・47に示されている。これらの図を見ると、晴眼スイマーでは大脳の運動関連領野に属する補足運動野（SMA）、小脳や視覚野（V1、V2、V3）などの活動が見られ、ほぼ予想内の結果が得られた。これに対し、木村選手の場合、運動関連領野の活動はほぼ観察されず、視覚野と小脳、楔《けつ》前部に特徴的な活動が見られた。特に楔前部の活動はその他の運動イメージにおいても観察され、木村選手の最も目立った特徴となった。他のイメージ課題、すなわち歩行とグリッピング時にも概ね上記の領域と同様の脳領域の活動が観察された。木村選手の歩行時に後頭葉の比較的広い領域の活動が観察され

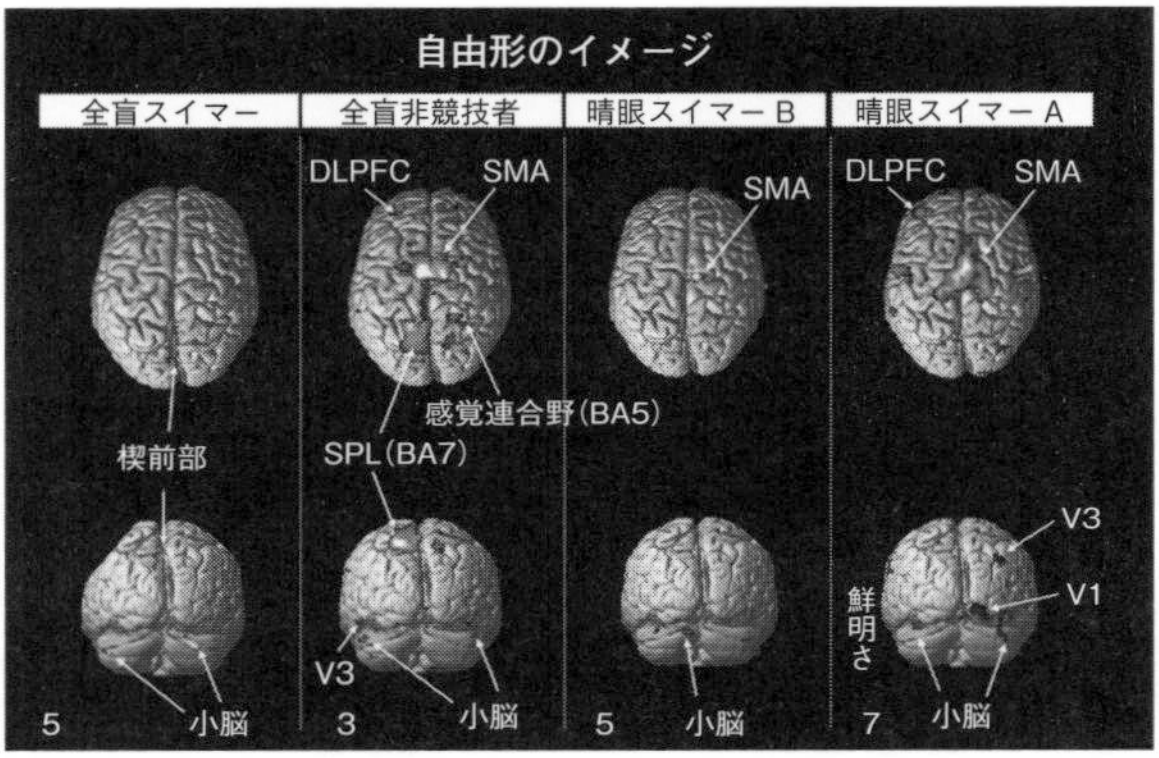

図 3.44　自由形のレースをイメージしたときの脳活動の比較

たが、楔前部、視覚野、小脳などを含んでおり、活動した脳領域自体に大きな違いがあったわけではない。

これらの結果は、晴眼者では先に述べたように概ね想定された領域、すなわち、実際にその運動を行っているときに活動するであろう領域に活動が観察されたといえる。脳の運動関連領野と呼ばれる部位は、一次運動野、補足運動野、運動前野などである。一次運動野は運動指令が最

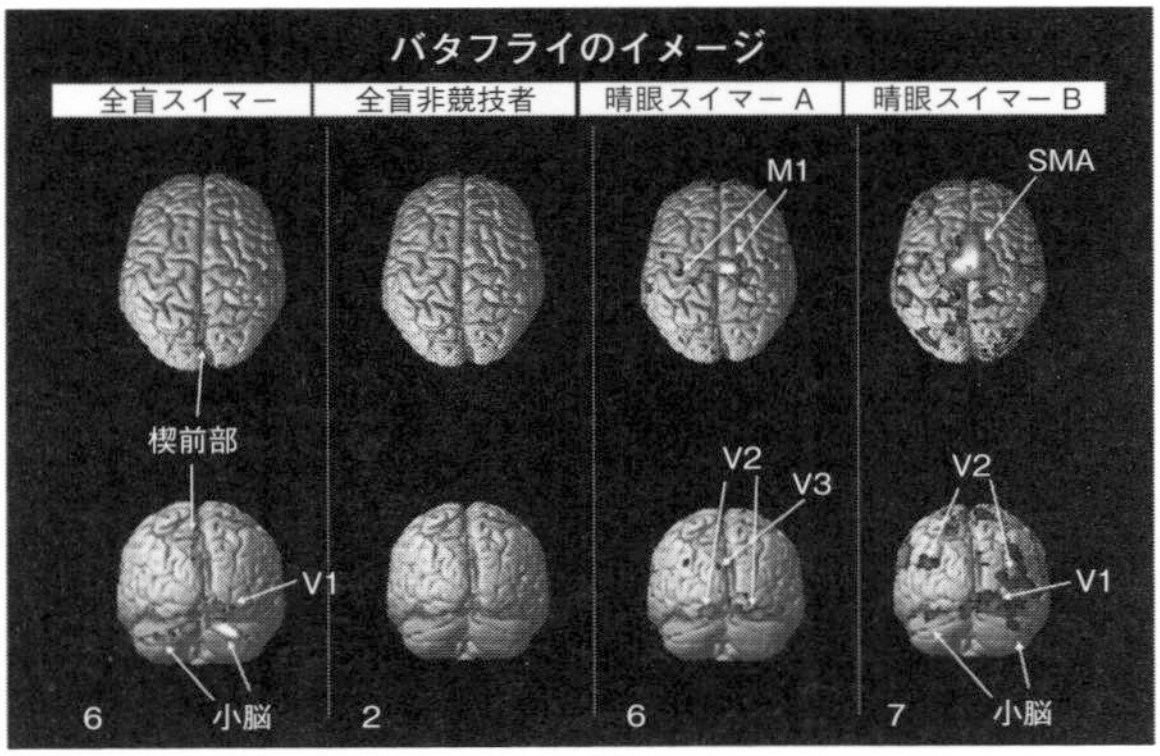

図 3.45　バタフライのレースをイメージしたときの脳活動の比較

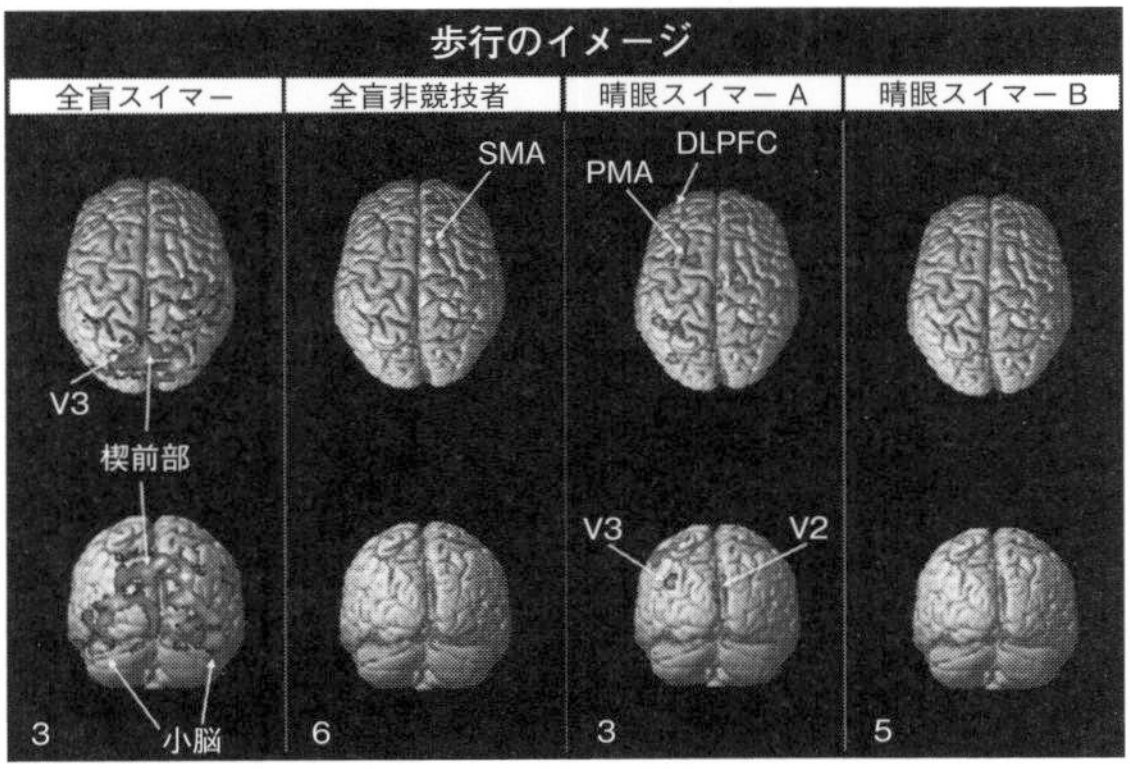

図 3.46　歩行をイメージしたときの脳活動の比較

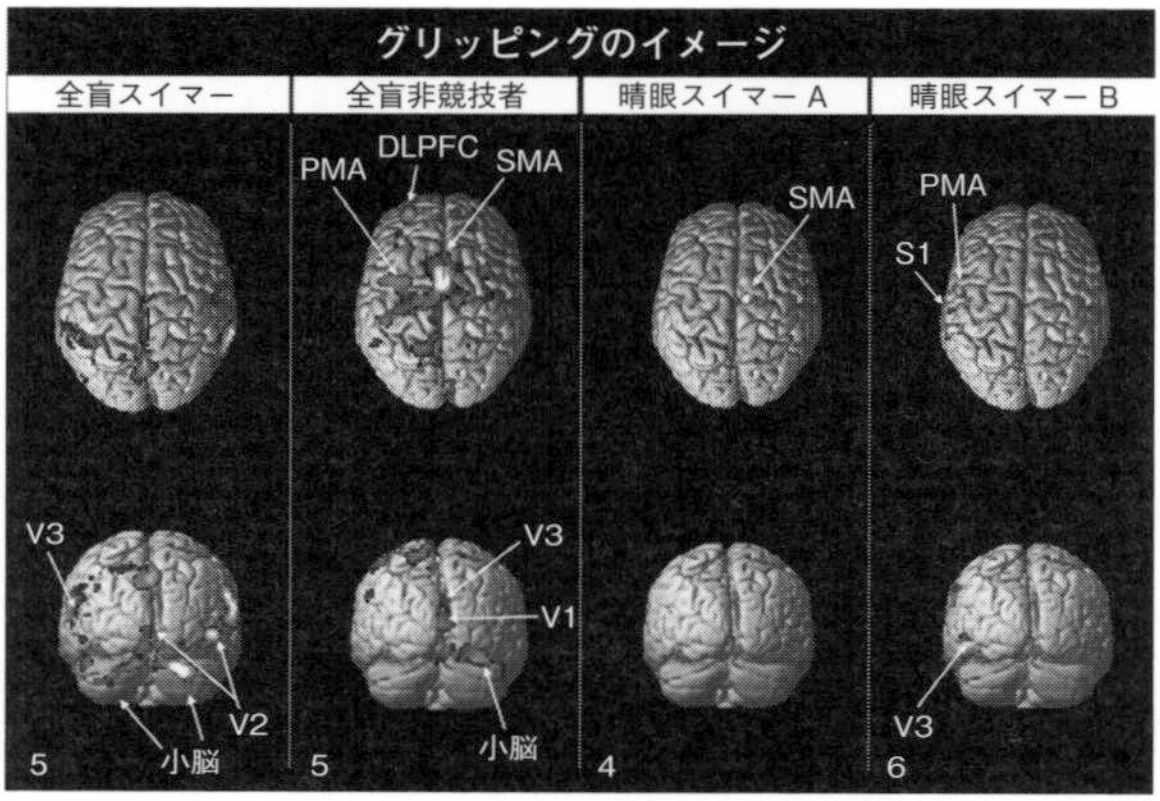

図 3.47　グリッピングをイメージしたときの脳活動の比較

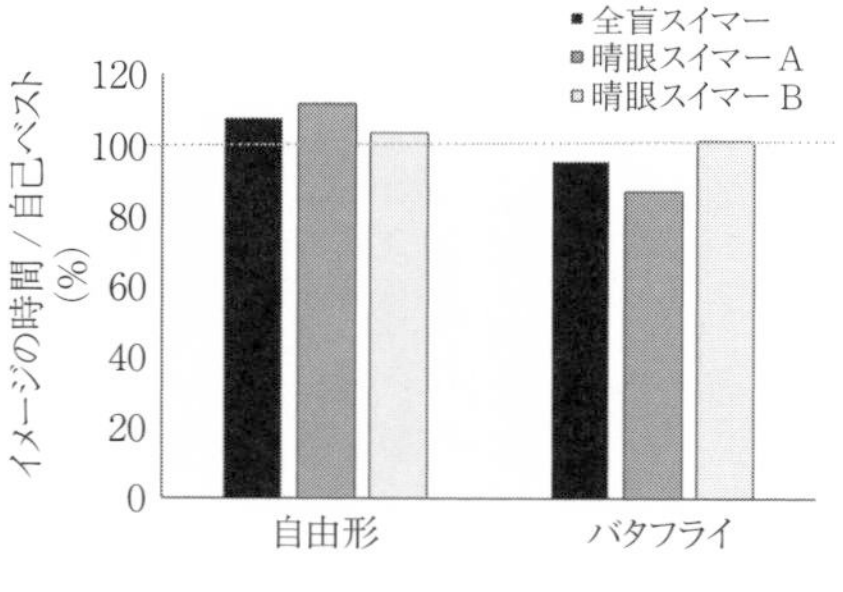

図 3.48　レースのイメージにかかった時間と同距離の自己ベスト記録の比率

終的に出力される部位であり、個々の活動は実際の動きを引き起こすので、イメージのみの場合は大きな活動が記録されることは少ない。今回も一次運動野の有意な活動は観察されなかったが、補足運動野には観察された。また小脳の活動もバランスコントロールや手足の動きの協調に関与する部位であるから、この領域の活動が観察されたことも納得できる。さらに視覚野の活動はイメージの映像化に関わっている可能性があるので不思議ではない。

これに対し、木村選手の結果は極めて特徴的であったといえる。そもそも二歳のときに視覚を喪失した木村選手にとって視覚世界の記憶がほとんどないと予想されることは前に述べた。それにもかかわらず自由形のイメージ以外の課題で視覚野に活動が観察されたことは興味深い。この結果を見て思い出されるのは、木村選手同様に視覚世界の経験がほとんどないと想定される全盲の方が、点字を指で読んでいるときに脳の視覚野に活動が見られるという研究報告である（Sadato *et al.*, 1998）。このときの視覚野の活動は、おそらく手指の皮膚などの感覚センサーから脳に送られる情報が視覚野で何らかの映像化がなされる、つまり手指で字を見ている、とでも表現できるような情報処理がなされている、と解釈することができる。

この文脈で木村選手の視覚野に観察された活動をやや大胆に解釈するなら、次のようなことになるだろう。すなわち視覚障がいがある人にとっては、視覚以外の感覚情報、特に運動時には身体の隅々から時々刻々送られてくる動きに関する情報（体性感覚情報）が頼りとなる。一般に晴眼者であれば、身体内部から送られてくる感覚情報と視覚情報が高度に統合処理されている。しかし視覚を喪失している木村選手の場合、残された感覚情報のやはり高度な統合処理が必要となるはずである。そして、この役割を担っているのが楔前部と呼ばれる領域だと考えられる。

盲人スイマーまとめ

ほぼ先天的な視覚障害を有する木村選手が自身のレースをイメージしたときの脳活動を調べた。

その結果は、晴眼スイマーとは大きく異なるものであった。そもそも映像的なイメージが困難と思われる木村選手がどのようにレースをイメージしたのか。それには、泳いでいるときの肌で感じる感覚、身体を思いっきり動かしているときの感覚が想起されていることは想像に難くない。自身の動きを映像化できない視覚障がい者では残った感覚を統合する脳の領域に活発な活動が見られたことは納得できる結果かもしれない。いずれにしてもこの面の研究は端緒についたばかりであり、今後の発展が期待される分野である。

第4章　人生を変えたスポーツ

本章ではここまで、私たちが研究する機会を得たパラリンピックエリート選手のユニークな脳機能を紹介してきた。本書をここまで読まれてきた読者には既におわかりのように、パラリンピックブレインとは、パラリンピックに出場するほどのエリート選手に特有な脳の特徴ではない。パラリンピックのような競技に出場するためにはよい記録、高いスポーツスキルが必要であり、そこに到達するためには日々のたゆみないトレーニング、そして何より高いモチベーションが必要となる。これらと障がい由来の脳の代償作用があいまって、パラリンピック選手に特有の脳の再編が起こる。

これらの要素は、パラリンピックに出場するようなエリート選手でなければ持ち合わせていないわけではない。本章で紹介する方たちはパラリンピック選手ではないが、高いモチベーションをもってマラソンに取り組んでいる男性（高次脳機能障害）、電動車いすサッカー競技に取り組まれている女性（脊髄性筋萎縮症）の例である。この二人に共通しているのは、スポーツとの出会いが人生を変えたといえるほどの大きな出来事であり、決して軽度ではない身体的な障がいとともに人生を歩むうえで、スポーツがその礎となっている点である。

1　大塚雄三（マラソン）

大塚雄三さんが初めて私にメールで連絡してきたのは、二〇一六年のことであった。そこには、簡単な自己紹介と二〇一一年に交通事故に遭い、高次脳機能障害と診断されていることが記されていた。そして、ご自身の体験を記した『孤独なレース』（あさ出版、二〇一五）を出版し、現在は東京マラソンやホノルルマラソンなどに参加し、完走されていることなどが述べられていた。

私にコンタクトをとった目的は、何かリハビリに関するアドバイスが欲しいとのことであった。私は高次脳機能障害のリハビリに関してはまったく専門外であり、大塚さんの希望に十分応えられないことが予想されたため面会を躊躇したが、何か断り切れないものを感じてお会いすることにしたのである。数日後、大塚さんの著書『孤独なレース』が私の研究室に送られてきた。その数日後に面会を予定していたのであるが、結局面会当日の午前中まで目を通すことができず、当日になって慌てて手に取ることとなった。しかしいざ読み始めてみると、大塚さんが友人の運転する車に同乗していたときに巻き込まれた大事故以来、ご本人とご家族、とりわけお母さまが経験された苦難とリハビリの経過が当事者の赤裸々な言葉で描かれていて、私は一気に読みほした。以下は同著から本書に関係する内容をかいつまんでまとめたものである。

大事故の後のリハビリ

四国でのドライブ中の大事故によって、大塚さんは全身に大けがの重体、特に頭部は脳挫傷を負うこととなった。事故後すぐに収容された病院では数時間の命と診断される。その後、一命はとりとめたものの、医師の診断ではいわゆる植物人間状態は避けられないであろうと宣告されたほどの重傷であった。その当時の記憶は大塚さんはほとんどないとのことであるが、常に寄り添った母の言葉が鮮明にその様子を描いていて、読みながら私は息を呑むばかりであった。

やがて、医師の予想に反して徐々に運動機能を回復させた大塚さんは東京の病院に転院することになる。「回復」と述べたが、大塚さん本人の言では、回復というより「成長」であるという。実は私への最初のメールにも当時、「不自由であった部分のリハビリによって更なる〝成長〟を目指す」と記されていて、私はハッとした記憶がある。これこそリハビリを受ける当事者の表現であり、当事者にしか実感できない感覚なのであろう。

大塚さんが最終的に落ち着いた東京の病院は、脳の回復に重点を絞ったユニークなリハビリを提供する病院で、脳画像診断を基に合理的で手厚いリハビリを受けたことがわかった。そこで大塚さんは「マラソン完走」という明確な目標に出会い、これに挑戦することになるのである。そして私と会うその前には、既に数度のマラソン完走を達成していた。

面会当日、大塚さんは母親とともに私の研究室を訪れた。私は初見で、彼の姿勢と歩行機能には未だ改善の余地が多く残されていることに気がついた。歩行中の姿勢の傾きと歩容のいびつさが、あらわであったからである。正直な感想として、この状態でマラソンを完走したとは驚きであった。さまざまな会話の中で、彼と母親は「ここまで成長した大塚さんのケースを世の中に知ってもらい、同じ障がいにある人たちの役に立ちたい」という意向があることがわかった。私はこの意向に共感し、一種の使命感にも似た感覚をおぼえた。そのため、その場で彼に、「更なる〝成長〟に挑戦し、私の研究室でそれを科学的に検証しましょう」と提案したのであった。

ピラティストレーニング

前述のように、当時の彼の歩行と姿勢は明らかにいびつで、左に大きく傾いていた（図4・1）。そこで、まず彼の歩行と姿勢の改善を目指したトレーニングを実施することにした。当時、私の研究室には理学療法士の資格をもつ大学院生が複数いて、オーソドックスなトレーニングを提供することも可能であった。しかし、たまたま研究室の博士課程に社会人大学院生として在籍していた田沢優氏が申し出てくれたので、彼のピラティストレーニングを介入法として用いることにした。

私には、姿勢・歩行の改善を目指す何らかの身体的トレーニングを実施すれば、大塚さんの姿勢と歩行はある程度は改善するとの確信めいたものがあった。それは、彼の著書を読んで、自身の運動機能成長に対する彼の考え方、何よりそのモチベーションの強さを知っていたからである。正直なところ、トレーニング方法自体は、オーソドックスなリハビリトレーニングでもピラティスでもどちらでもよかった。このように述べると、せっかくピラティストレーニングを提供してくれた田沢氏には申し訳ないが、改善の程度に差が出ることは否定できないものの、どちらを介入しても効果が出るとは思っていた。

トレーニングの効果

私たちはピラティスの中でも姿勢や歩行能力の向上を目的としたトレーニングを毎日一〇―一五分、専用の機器を貸し出してご自宅でトレーニングを実施してもらった。その結果、図4・1の右側の歩行姿勢に明らかなように、大きく右側に傾いていた姿勢はかなりの改善を示した。

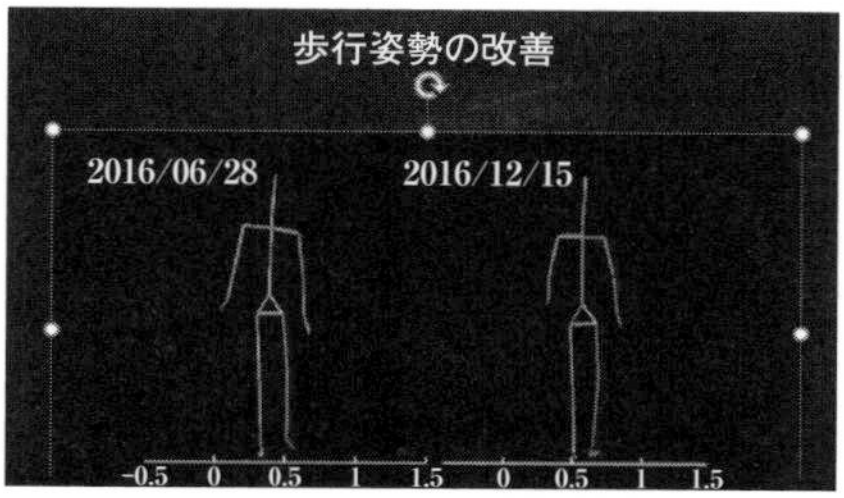

図 4.1　ピラティストレーニング後に認められた歩行姿勢の改善

FESトレーニング

姿勢と歩行トレーニングによって大塚さんの姿勢と歩行能力の向上が認められたことから、ご本人の希望で、次は右手の操作能力向上を目指したトレーニング実験を実施した。

この実験で実施したのは、私たちがそれ以前から研究していた機能的電気刺激（functional electrical stimulation：FES）を中核としたトレーニングである。FESはリハビリテーション領域では長い歴史があり、従来は脳卒中などの神経系疾患のため麻痺した筋を神経の代わりに電気刺激で動かす技術として発展した。これは福祉用具において、補装具に分類される。補装具とは不自由となった機能を補完する道具という意味である。しかしその後、FESの電気刺激自体に治療効果があることが明らかとなり、私たちは、その神経生理学的メカニズムを解明するための研究を行っていた。そのような経緯のなか、大塚さんにもこの研究に参加してもらい、FESを試行し、並行して大塚さんの脳内に生じる変化を追跡した。

具体的なFESトレーニングの内容を図4・2に示す。

FESトレーニング（FEST）：
- 3ヵ月間，3回/週，1回45-60分

評価：
- 長期の効果：6ヵ月間，6週間に1回
- 短期の効果：12週間，1回/週（pre/post FESトレーニング前後）

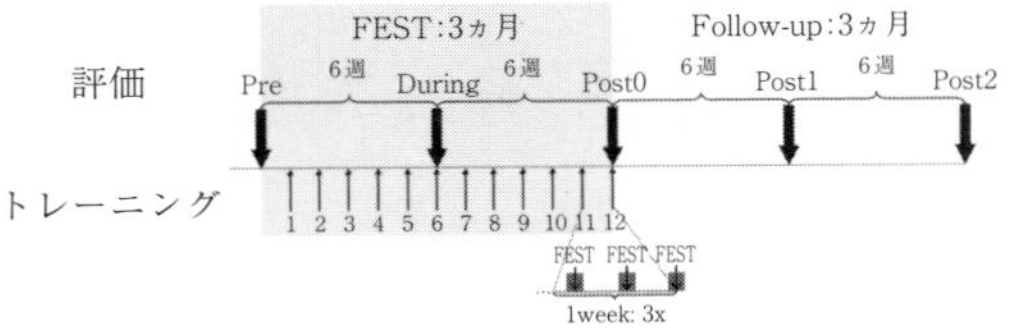

図 4.2 実施したFESトレーニングと評価タイミングの概要

週三回、一回四五—六〇分のトレーニングを三ヵ月間行ってもらい、その間および終了後三ヵ月間の各種測定を実施した。実施した測定は、fMRIによる脳の機能マップの変化、TMSによる皮質脊髄路興奮性評価（手の筋の操作性に関連）、手の機能評価（書字能力テスト、図4・3）である。その結果を図4・4に示す。第一背側骨間筋（FDI）、母指外転筋（APB）の運動野機能マ

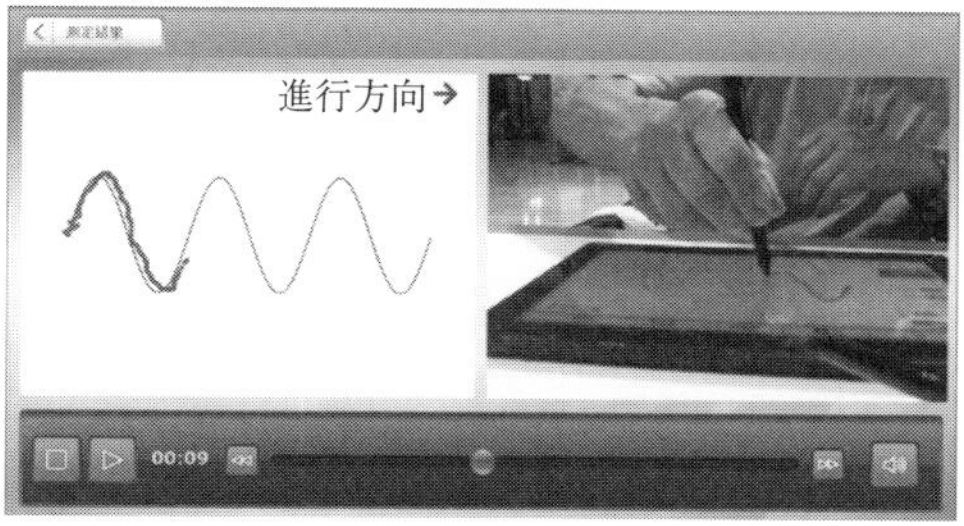

図 4.3　書字能力テスト

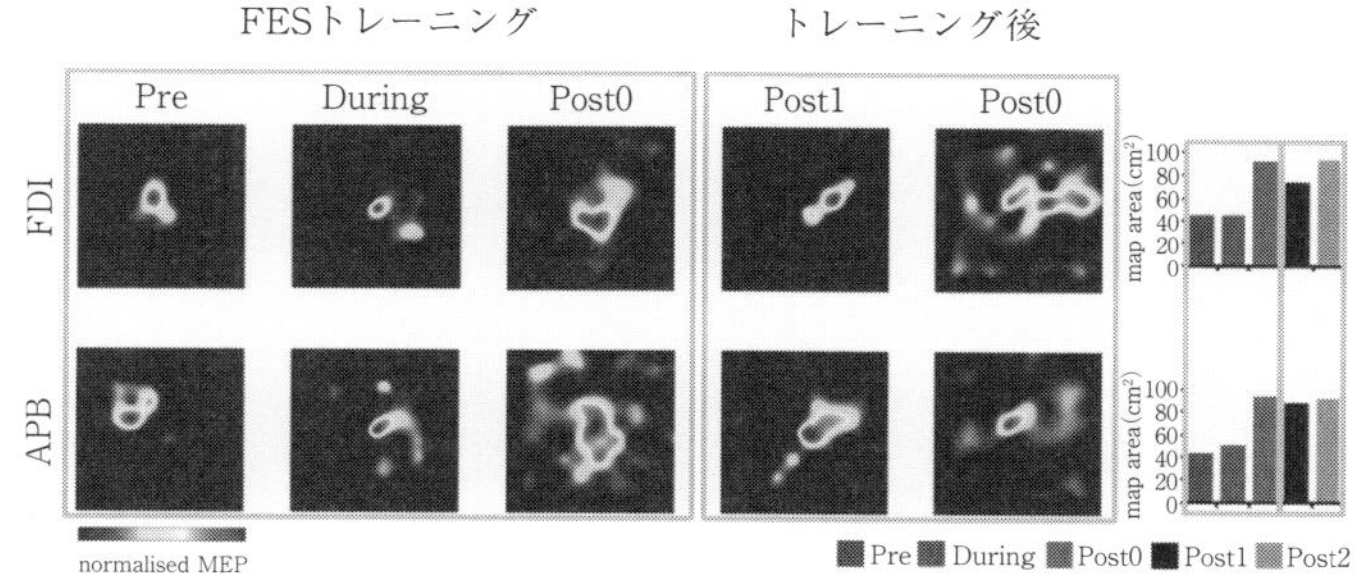

図 4.4　TMS を用いて調べた脳の活動領域の変化
FES トレーニングによって指の筋（FDI，APB）APB の支配領域が拡大し，トレーニング後も維持されていることがわかる．右の棒グラフは支配領域の面積を定量した結果を示す．

ップの大きさはトレーニング後に増大し、その後三ヵ月の測定においても維持されていることがわかった。また随意的な筋収縮に主要な役割をもつ皮質脊髄路の興奮性もトレーニングによって増大し、その後も維持されることが明らかとなった（図4・5）。そして、手指の巧緻性を評価するTracecorder の結果もトレーニングに伴って改善した（図4・6）。

以上の結果は、ＦＥＳという筋への電気刺激と

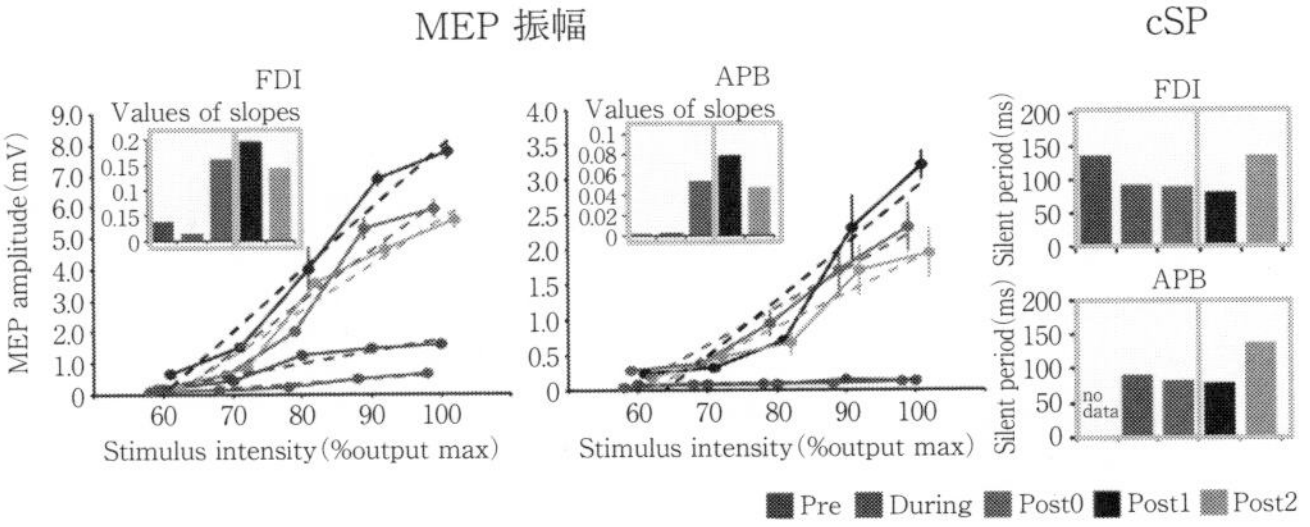

図 4.5 FES トレーニングに伴う FDI と APB の皮質脊髄路興奮性の変化

トレーニングに伴って IO カーブ（刺激強度－MEP 振幅関係）の傾きが大きくなっていることがわかる．cSP は同時に計測した脳内の抑制に関する結果．トレーニング中には皮質内抑制が低下する傾向があった．

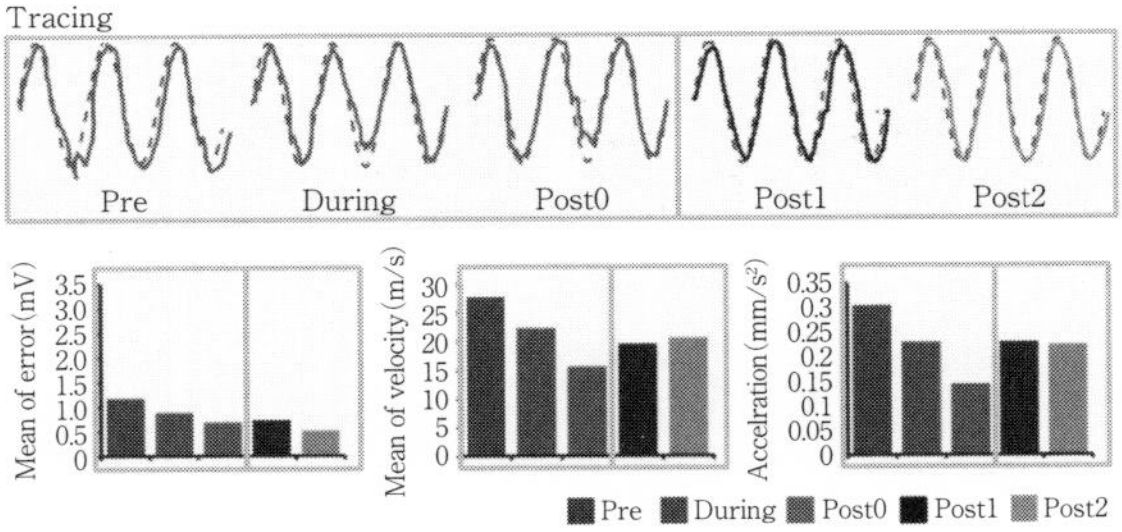

図 4.6 書字機能の変化

FES トレーニングによって，サイン波を追従する課題の正確性が向上していることがわかる（左下の棒グラフ）．

手の動きのトレーニングを組み合わせることで、手の機能の向上とともに、脳機能の変化が生じることを示している。

まとめ

この介入実験当時、大塚さんは三九歳、事故後七年が経過していた。私たちが彼の協力を得て実施したトレーニングは、姿勢と歩行、手指の巧緻性の向上を目指すものであった。いずれのトレーニングも結果として機能の向上、いや成長を促すことに成功した。その背後には事故で傷ついた脳機能の改善があることも明らかとなり、大塚さんの脳はまだまだ成長する能力があることもわかったのである。

パラリンピックブレインは、身体のどこかに障がいがあるとき、私たちの脳がどれだけ、そしてどのようにその障がいに対応し、脳自身変化する能力があるのか、そのことを実証的にみせてくれる存在ということもできる。大塚さんの脳はその意味でまさにパラリンピックブレインであり、人間の脳が有する底知れぬ能力の一端を示してくれたといえよう。

2　永岡真理（電動車いすサッカー）

「電動車いすサッカー」、という競技をご存じだろうか。手動の車いすを操作することが困難な人たちが、電動車いすを用いて行うサッカーである。日常生活で電動車いすを使用している人たちは、手動の車いす操作が困難な重度の障がいをもっている人たちがほとんどである。重度障がいがあってもサッカーができるということは、あまり知られていないのではないだろうか。

電動車いすサッカーのフィールドは、約三〇m×一八m（最大、最小二五m×一四m）、一チーム四人、相手チームを含めて八人のプレーヤーがそのコート内で電動車いすを駆使してプレーする。そしてこの競技の、他とは異なる特徴の一つは男女混合、つまり男女を別にする必要がない点である。電動車いすの出力の制限によって、健常者では区別せざるをえない男女の筋力の差など、身体的要素を考慮する必要がないのである。ボールの大きさは直径が三二・五センチメートル。一般のサッカーボールの直径が二二センチメートルなので、一・五倍ほどの大きさである。

この競技をみると、およそ私たちが無意識で抱いていた電動車いすを使用している重度障がい者への見方が一変する。上述の電動車いすの速さの制限は、この競技では時速一〇キロメートルまでとされている。この速さがいかほどなのか想像してみよう。健常者が普通に歩く速さが時速四キロメートル前後である。健常者より速く動く電動車いすを市中で見ることはほぼ皆無ではないか。それゆえ、私たちは「電動車いす＝重度障がい者が何とかゆっくり移動するための装置」と無意識の中で思い込んでいるのだと思う。そのため、電動車いすのプレーヤーが激しく車いすを動かし、高速で回転させてキックするさまを見ると、潜在的なイメージとのギャップに気づかされるのであろう。

永岡真理さんとの出会い

筆者は、国立障害者リハビリテーションセンター研究所在籍当時、東洋英和女学院大学の非常勤講師として、障がい者福祉関係の講義と高齢者、障がい者を対象としたアクアエクササイズ指導の実習授業を担当していた。同大学の横浜キャンパスには、私の恩師である宮下充正先生の構想を基にデザインされたプールがあった。そのプールでは水中ウォーキング専用のレーンと水泳用のレーンが分けられており、そして、ウォーキングレーンは、専用の長いスロープを使って、歩いたまま、あるいは車いすのまま入ることができるようになっていた。この実習授業では、近隣地域からさまざまな運動障がいがある人や高齢者がボランティアとして参加しており、その方たちのプールでの運動指導を学生が実習していた。私と永岡真理さんが初めて会ったのはこの実習授業の場であった。

永岡さんは当時中学生だったかと思う。毎回お母さんとともにプールに来てこの授業に参加していた。そのころ、私は永岡さんが電動車いすサッカーをプレーしている姿を見たことがなかった。そのため、後に知ることになる彼女の性格、「じっとしていることが嫌いで動き回っていることが大好き」には思いも至らず、彼女の運動メニューには杓子定規な考えを当てはめるだけであった。すなわち、彼女の弱々しい上肢、下肢の動きを重力から解放された水の中でできる範囲で動かす。それによって適度な筋収縮を促す。ただそれだけであった。おそらくこのメニューは間違っておらず、むしろ適切であったと今でも思う。水中でしかできない運動によって、少しでも更なる筋力低下、関節拘縮を抑止する、というねらいは妥当であったといえる。

その後、私が東京大学へ異動することになって、担当ができなくなるまでの約五年間、永岡さんはこの授業への参加を続けてくれた。彼女の身体はまだ成長期にあるはずだが、しかしこの五年間でも、緩やかではあるが筋力の衰えが明らかであり、私が異動する前には水に入ることが困難になっていた。胸郭を動かす呼吸筋の筋力が低下し、プールの中で水圧に抗して呼吸することが苦しくなってきたためであった。そのため、当時は水に入ることをあきらめざるをえず、プールサイドでの体操のみとなることが多かった。それが約一〇年前の記憶だった。

東京大学での再会

時を経て、私が東京大学に移って一〇年近く経過したある日、東洋英和女学院で、その実習授業を共に担当していた福崎千穂先生（現在、東京大学）から連絡があった。永岡さんが研究に興味をもっているので、私の研究室で何かできることはないか、との問い合わせであった。突然の話で、何か研究的なことができるか、その時点ではイメージすることができなかったが、とにかく会って話を聞いてみましょうということになった。そして後日、お母さんとともに私の研究室に訪れた永岡さんと約一〇年ぶりの再会を果たした。

その日は昔話から現在の状況まで、さまざまな話をする中で、永岡さんが電動車いすサッカーの全日本チームから外れたこと、そして彼女が全日本チームに復帰することを強く願っていることを知った。私はそのモチベーションの強さを理解しつつ、実はまったく他のことに驚いていた。それは、東洋英和女学院で授業に参加していたころと、そのときの永岡さんの身体的な状態がほとんど変わっていないように、私には見えたことである。

私の授業に参加していた当時の永岡さんは、前述したようにまだ一〇代であったが、健康であれば成長期にあるはずの身体、特に筋力が年々わずかに衰えていることが明らかであった。その印象が強かったため、一〇年後の再会時に彼女の様子が少なくとも私にはほとんど変わりなく見え、しっかりした会話での受け答えからその成長を実感することができたことは大きな喜びであるとともに、実はうれしい驚きでもあった。なぜなら私は、一〇年前の永岡さんの姿から、この再会時にはもっと体力的に衰えた彼女の姿を何となく予想していたからである。

その時点で、また現在も私はこの考えを証明する科学的証拠も理論的根拠も持ち合わせてはいないが、電動車いすサッカーが彼女の心身にとって、病気による衰えを少なからず低下させる原動力となっていると思えてならなかった。その日は、彼女の意向を理解し、当事者研究（自分自身のことを研究すること）をぜひやってみましょう、ということになったのであった。

永岡さんは、その後、私の研究室に登録し、電動車いすサッカーと仕事の傍ら当事者研究にも取り組んでいる。現在進行中であり、彼女と彼女のデータに関しては本書で述べるのは時期尚早とも思われたのだが、永岡さんにとって電動車いすサッカーがいかに大きな存在であるのか、そのことを知るにつけ、本書にとってむしろ欠くことのできない話題ではないかとの思いが強くなり、ここで紹介することとした。

電動車いすサッカーの運動強度

電動車いすサッカーでは、プレーヤーは車いすに座り、ジョイスティックを手先や顎でわずかに動かすことで車いすの動きを操作する。手動の車いすのように腕を使って車輪を動かす必要はないので、およそ全身の運動とは程遠いと思われる。すなわち、一般的な運動中のエネルギー需要と供給の関係から考えれば、心臓循環系にかかる負荷は微々たるものであることが予想できる。この〝心臓循環系にかかる負荷〟を数値的に示すことで、運動強度を表すことができる。たとえば、ある運動を行っているときの心拍数が、その人の最大心拍数の何％に相当するかで、その人にとっての相対的な運動の強さを知ることができる。運動強度をより正確に求める際には、運動中の酸素摂取量を調べるとか、筋の出力を調べるなどさまざまな方法があるが、ここでは心拍数を用いることにした。

では、電動車いすの運動強度はどの程度になるのだろうか。座位でジョイスティックを動かすという運動は、健常者がデスクワークをしているときの身体の動きをイメージするとわかりやすい。たとえばパソコンの前に座ってキーボードを打つ運動はどの程度の強度なのか。健常者にとっては、安静時の心拍数と大きく変わらないはずである。私が今この原稿を書きながら測ったところ一分間に六五拍前後であって、安静時とほとんど変化がなかった。つまり運動強度としては無視できるほど低く、これを長時間続けても何ら身体機能にとっての効果は見込むことができない。むしろ長時間、座位姿勢をとり続けることの悪影響の方が危ぶまれる。

永岡さんが電動車いすサッカーをプレーしているときの運動強度はどの程度なのか。私の研究室の中西智也君が、長岡さんの練習に帯同し、プレー中の心拍数を記録したのでその結果を紹介しよう。

図4・7は永岡さんが、試合形式の練習をしていたときに記録した心拍数の結果である。この結

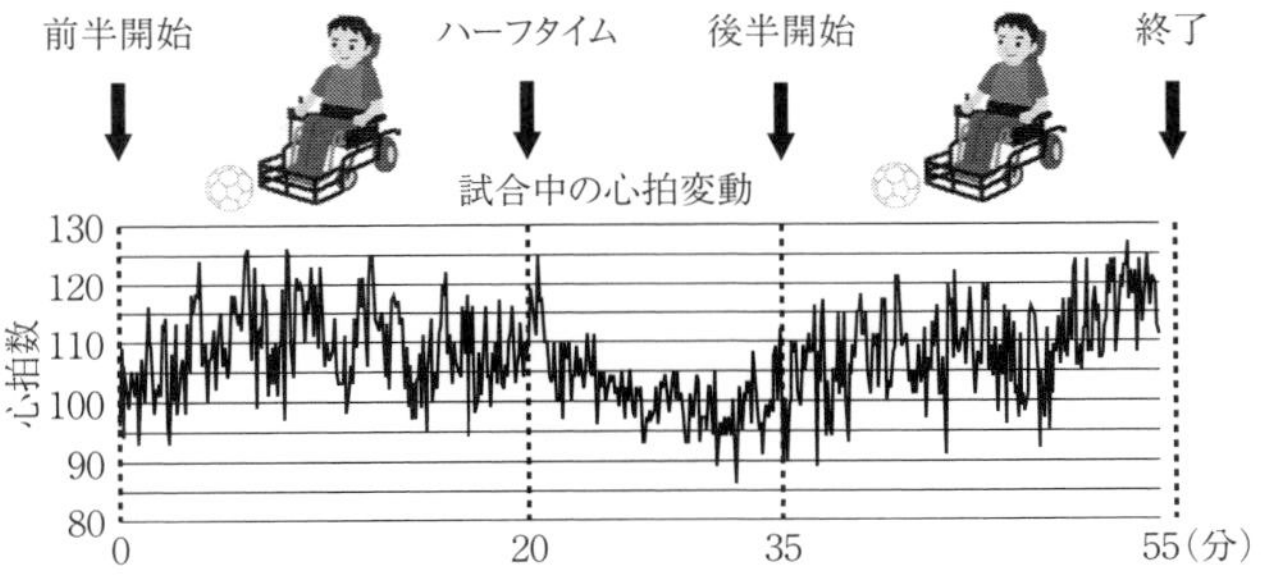

図 4.7　車いすサッカー中の心拍数

果を見ると、私たちの予想に反してプレー中の心拍数は明らかに安静時より増加していることがわかる。永岡さんのこの日のプレー前心拍数はおおよそ九〇―九五拍で、プレー中は一一五拍前後、最大で一二五拍程度まで上昇していた。この結果が永岡さんの身体内のどのような変化を反映しているのかは、今後さらに筋電図や身体の細かい動き、できれば酸素摂取量なども併せて調べることで、明らかになるであろう。

身体内の変化を、もう少し丁寧に説明しよう。心拍数は運動強度が上昇するとそれに伴いほぼ比例的に上昇するが、精神的な緊張も心拍数を上げる要因となるため、その影響を検証する必要がある。さらに電動車いすサッカーではジョイスティック操作程度の身体運動しかない、と述べたが、プレー中には車いすごと大きく移動（最大時速一〇キロメートル）し、ときには衝突し、また大きく回転してボールをキックするなど、車いすとともに身体全体には強い加速度が加わるであろう。そして衝突や回転、素早い切り替え、などプレー中のダイナミックな動きが身体に受動的な動きを誘発し、それが細かい神経筋反応（反射）を引き起こしていることが十分に考えられる。それらが心拍数を結果的に安静時より一〇―二〇拍程度上げていることも考えられるであろう。このようなダイナミックな生理反応は、永岡さんのような電動車いすユーザーの日常生活ではなかなか生じる機会がないと思われる。

健常者が日常的な運動不足、換言すれば低エネルギー消費と飽食による過剰なエネルギー摂取の組み合わせでさまざまな生活習慣病リスクが増大することは語り尽くされている。これは障がいがある人も例外ではなく、いや実際には障がいがある人の方がより一層リスクは高いのである（序章参照）。

まとめ

永岡さんの病気の進行に対して、電動車いすサッカーがそれを遅らせる効果を有していた可能性、それは現段階ではまったく証明することも断言することもできない。しかし、私はプレー中の心拍数がここまで変化する事実を、ポジティブな結果ととらえている。今後さらに詳しく調べることで科学的な検証がなされるであろう。

附録　人間の運動を制御する神経系

パラリンピアンの脳はどのように特異的で、何がそのような変化を生じさせたのか。パラリンピックブレインの学術的な意味での興味深さを理解するためには、どうしても人間の運動を制御する脳をはじめとする神経筋系、すなわち運動制御系の基本的な知識が必要である。そこで、ここでは人間の身体運動を制御する脳と神経筋系の基本について説明する。

1　運動を制御する神経系

すべからく身体運動はすべて、最終的に脊髄にある運動ニューロンからの電気信号（インパルス）を受け、筋が収縮することによって生ずる。脊髄の運動ニューロンは、上位中枢神経および末梢感覚受容器（身体組織にあるセンサー）、いずれの神経性入力によっても活動（発火、興奮）させる

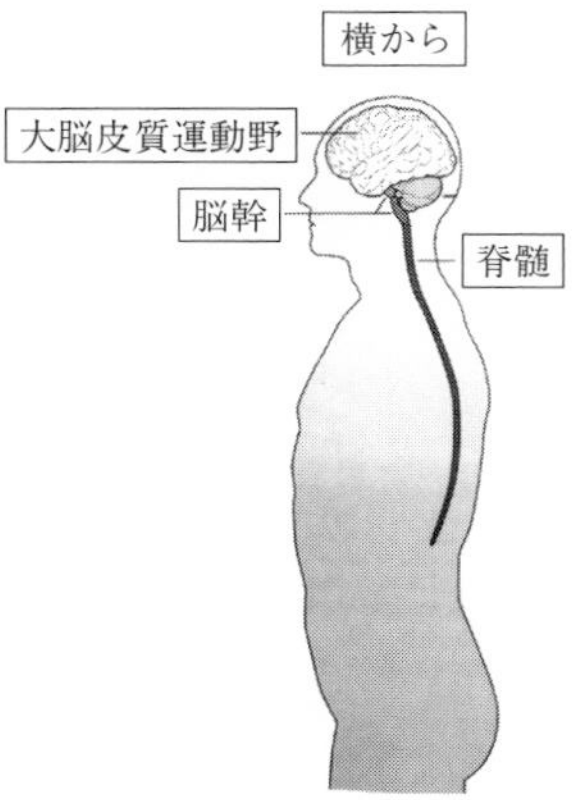

図 A.1　運動を制御する中枢神経系

ことができるが、最終的に筋を収縮させるための指令はこの経路を通ることなくして他に伝達経路がない。そのため、脊髄運動ニューロンから筋への神経経路は最終共通路（final common pathway）と呼ばれる。

最終共通路に至るまでに大きく分けて二つの中枢神経系が筋収縮、ひいては運動の発現に関与する。一つは脳幹であり、もう一つは大脳皮質運動野である（図Ａ・１）。すなわち、脊髄を加えると三段階の中枢神経系によって運動制御系は構成される。これらの中枢神経系に種々のフィードバック、あるいはフィードフォワード制御系および適応制御系が組み込まれることによって、感覚情報を統合しながら複雑な運動を制御することが可能となる。Ghez（1991）は運動を制御する中枢神経系の階層とその関係性を図Ａ・２のようにまとめている。

上記三段階の中枢神経系は、階層的（hierarchy）であると同時に並列的（parallel）である。最下位の脊髄には運動ニューロンに加えて種々の介在ニューロンとそれらニューロンをつなぐ神経回路が存在するため、それより上位の中枢からの比較的単純な指令を基に複雑なパターンを出力することができる。さらに、一次運動野からの指令は脳幹を通じて脊髄の運動ニューロンに至る経路と、直接運動ニューロンおよび介在ニューロンと結合する経路があるように、中枢神経系には並列の指令系が存在する。これは系全体を冗長なものとするが、たとえば神経系が部分的に損傷した後、残った部位が代行を担うなど、機能回復にとって有利に働くと考えられている。第3章以降で紹介したパラリンピアンの脳の再編には、この代行作用がたいへん重要な役割を演じている。

脳幹は、視覚と前庭系の情報と身体の位置や筋肉の張力の情報など身体の状態に関する情報（体性感覚情報）を統合し、姿勢の保持にとって重要な役割を果たす。最上位の大脳皮質における運動に関連する領域は大きく三領域に分けられる。すなわち、一次運動野、運動前野および補足運動野である。運動前野と補足運動野は複雑な運動の順序をコーディネートしたり、運動の計画を受け持つ。一次運動野が脳からの指令を最終的に出力することを担当するのに対し、運動前野や補足運動野はより複雑で高等な部分を担当することから高次運動野とも呼ばれる。脊髄は、これら上位中枢神経系から種々の経路を介して下行する神経線維、および末梢の受容器からの情報を伝える上行性の神経線維が通る伝導路であるとともに、上位中枢と独立して指令を発することができる運動の中枢でもある。以下では、大脳皮質運動野、脳幹および脊髄の神経機構とその機能について概説する。

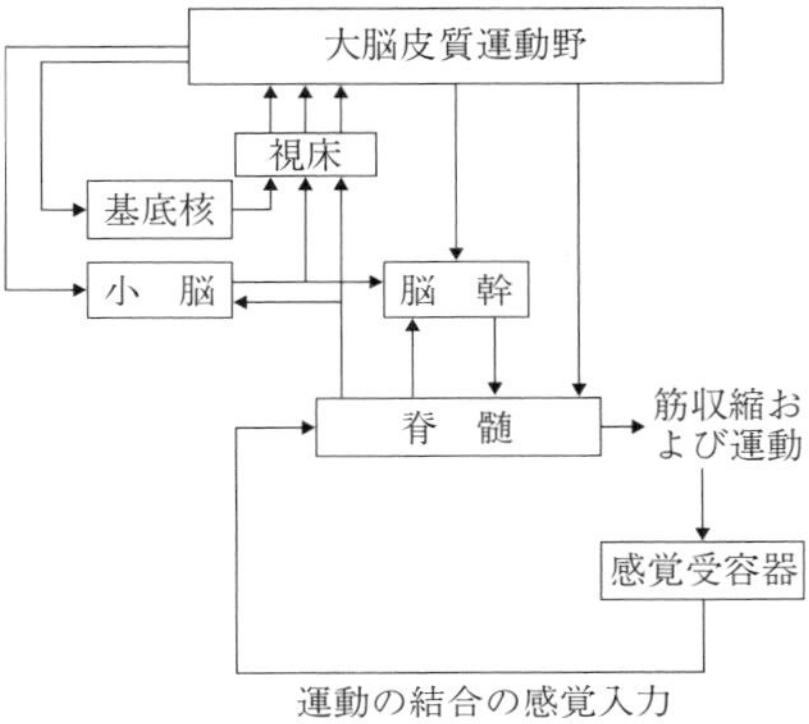

図 A.2　運動の階層性制御を説明する模式図（Ghez, 1991）

脳の基本的構造と区分

脳の大脳半球と小脳の表面には複雑な凹凸構造がある。陥凹部を溝《こう》、凸部を回《かい》という。溝の特に深く大きいものを裂《れつ》という。表面の溝や裂によって、肉眼的にいくつかの領域が区別される。これを葉《よう》（lobe）という。左右の大脳半球は大脳縦裂という大きな裂によって隔てられる。各大脳半球は、前頭葉（frontal lobe）、頭頂葉（parietal lobe）、後頭葉（occipital lobe）、側頭葉（temporal lobe）、辺縁葉（limbic lobe）の五葉に区分される（図Ａ・3参照）。前頭葉と頭頂葉は中心溝（ローランド溝）で、前頭葉・頭頂葉と側頭葉は外側溝（シルビウス溝）で分けられている。頭頂葉と後頭葉は頭頂後頭溝および前後頭溝で分けられる。後頭葉・側頭葉間には明確な境界はなく、便宜上、後頭前切痕を境界とする。頭頂葉・側頭葉間も便宜上、外側溝および上側頭溝の屈折点を境界とする。小脳は、前葉（anterior lobe）、後葉（posterior lobe）、片葉小節葉（flocculonodular lobe）、の三葉に区分される。前葉と後葉の間には主溝がある。葉にはさらに小葉を区分することがある。

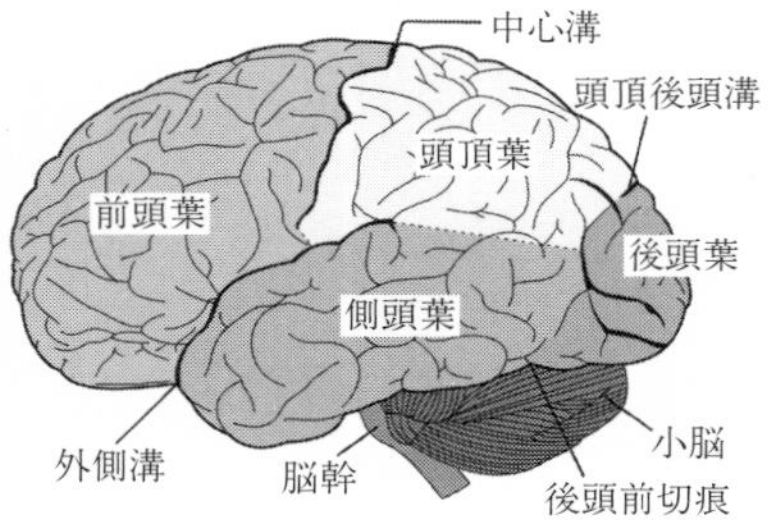

図 A.3　脳の解剖図

大脳半球表面を覆う大脳皮質は、その細胞構成が部位により異なっているため、染色によって区別することができる。最も有名なものは、図Ａ・4に示すブロドマン（Brodmann）による分類である。ブロドマンは大脳皮質を五二の領域（area：野）に区分した。これ

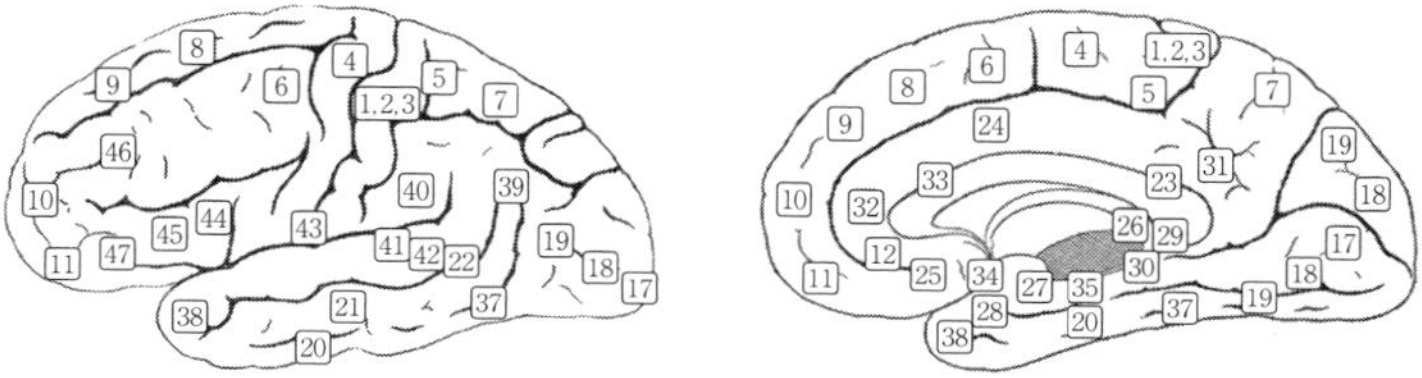

図 A.4 ブロドマンの脳地図

は機能とよく対応しているため、ブロドマンの脳地図として今なお広く使われている。ＢＡ４（Brodmann's area 4：ブロドマンの4野）のように表記する。ただし、五二野のうち、12～16野、48～50野の8野はサルの脳なので、ヒトの野の総数は四四である。

大脳の運動制御系

随意運動を厳密な意味で定義することは困難である。ここでは広く、意志の下に発現する運動ととらえ、意志による制御が不可能な不随意運動と区別することにする。

随意運動は、大脳皮質から発した指令が種々の経路を介して脊髄の運動ニューロンに到達することによって発現する。大脳皮質には随意運動に関連する複数の領域（運動関連領野）が存在する。蔵田（一九九七）によれば、サルでは大脳皮質に少なくとも八つの運動関連領野の存在が確認されているという。

大脳皮質運動関連領野は一次運動野とそれ以外の領野、すなわち高次運動野（運動連合野）に大きく分けることができる。ここでは一次運動野と高次運動野のなかでもその機能がよく調べられている運動前野、補足運動

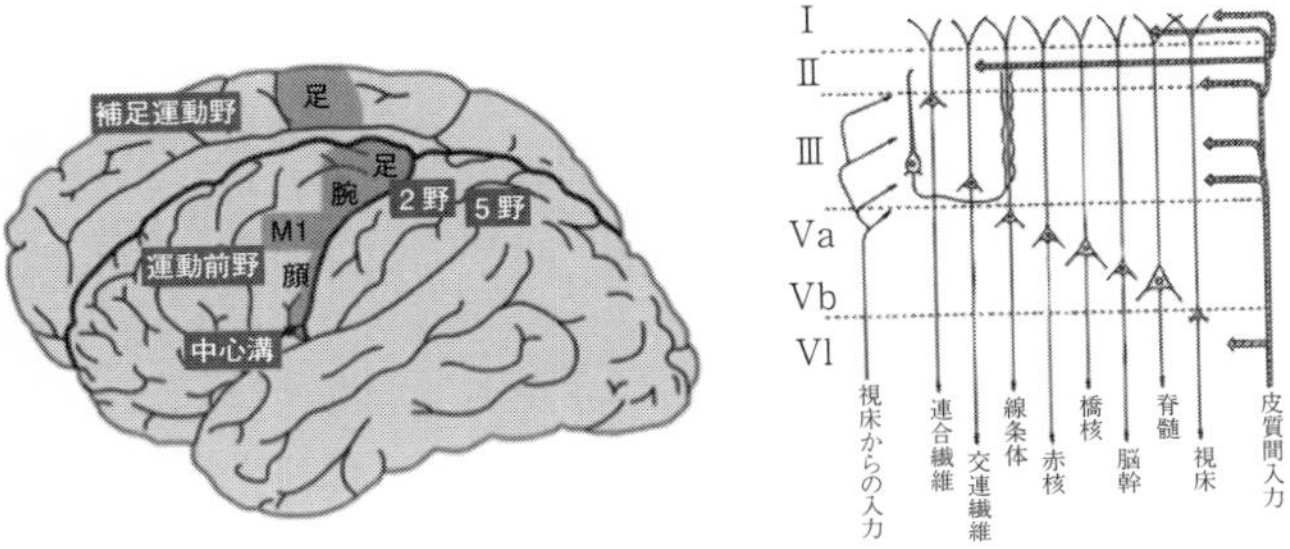

図 A.5　一次運動野の図

野についても説明する。

（a）**一次運動野**

大脳皮質から下位の中枢神経系へ指令を送る領野の中で、最も重要なのが一次運動野である。一次運動野は前頭葉の中心前回、ブロドマンの分類では4野に相当する部位にあり、そのV層に巨大錐体細胞を有する（図A・5）。錐体細胞は軸索の伝導速度を基に、速動型と緩徐型の二種類に分けることができる。速動型錐体細胞は速く強い力を発揮する動作遂行時に、緩徐型はゆっくりあるいは定常的で微細な調節を必要とする動作時に多く活動する（丹治、一九八五）。つまり、瞬発的な筋出力を発揮させるのが速動型の錐体細胞で、姿勢を維持しているときの筋活動のように、弱い力を持続的に発揮させるのが緩徐型の錐体細胞ということができる。

・体部位局在

一次運動野の細胞配列には体部位局在性がある（Penfield, 1950：図A・6）。体部位局在の再編成、などという表現が本書ではたびたび出てくるので、体部位局在とは何か、ここで少し丁寧に説明しておこう。一次運動野の体部位局在とは、中心前回の上の方から下肢、体幹、上肢、顔といった順にそれぞれの部位を支配する細胞が並んで配列されていることを指す。手の指や顔、口を支配する細胞の領域は体幹や下肢の支配領域に比べて広く、この事実は、それらの体部位を私たち人間が他の部位に比べて微細に動かすことができる事実と呼応すると考えられている。一次運動野の体部位局在は、脳のホムンクルス、体性地図、運動野機能地図、体部位再現など、さまざまな呼び名を用いて表現される。本書では同等の意味を表す用語として扱うこととする。

人間の一次運動野と一次体性感覚野に体部位局在がある。これは、脳神経外科医で神経科学者でもあるワイルダー・ペンフィールド（Wilder Graves Penfield）が、てんかん患者の病巣を同定するために脳のさまざまな領域を電気刺激し、機能保存すべき領域と切除する部位の区別をするという特殊な手術を多くの患者に対し実施し、そのときに得られた膨大なデータを基に発見した事実である。彼はまた、第二の運動野として、補足運動野の存在も見出している。

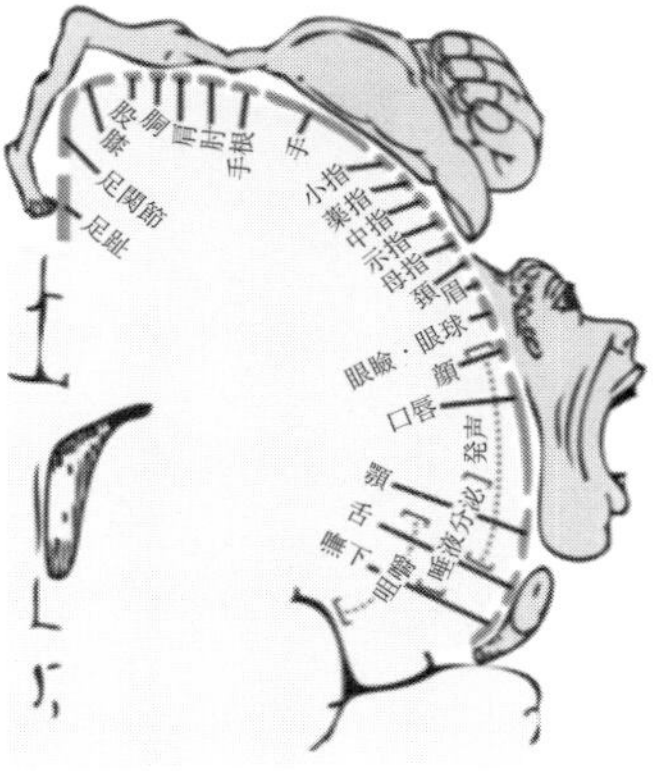

図 A.6 一次運動野の体部位局在

現在では、ペンフィールドが行ったような開頭手術と電気メスによる刺激を行わなくとも、経頭蓋磁気刺激（TMS、156ページ参照）によって脳の局所の細胞を非侵襲的に刺激し、その反応を調べることができる。TMS技術が確立されたおかげで、健常者に対して脳の外部から痛みを伴わずに脳を刺激することで、体部位局在を調べることも可能になった。また、脳の画像化技術も飛躍的に発展したため、身体各部位を動かす際に活動する脳領域も調べることができるようになったのである。第3章で紹介したパラリンピック選手の脳の特徴もこれらの技術を駆使して調べたものであり、体部位局在の再編についても取り上げている。読者には、ここでの説明を踏まえて理解を深めてもらえればと思う。

一次運動野の錐体細胞は、脊髄の運動ニューロンと最も直接的関係がある細胞群であり、ここから皮質脊髄路、皮質延髄路が発する。すなわち、錐体細胞は随意運動の開始に先立って発火し、その発火頻度に応じて筋の出力が変化する。Evarts（1968）は、錐体細胞の活動が運動のいかなる要素を制御するのか、具体的には運動に伴う四肢の位置と力のいずれに最も関与（符号化）するのかを調べた。その結果、一次運動野のほとんどの錐体細胞は、位置よりも力と密接な関係にあることが判明し、この領野からの指令は、筋の力を制御するための脳からの最終出力を発することが示唆された。しかし、一次運動野も運動の方向を符号化するなど、もう少し高次の情報処理を行っているとする説もあり、この点にはまだ議論の余地が残されている。

（b）皮質脊髄路

運動野のV層から発した線維束は脳幹を下行し、延髄錐体で左右交差して脊髄に入る。これがいわゆる脳による交叉性支配の神経基盤である。たとえば脳卒中のため右側の運動野に損傷が生じると左の上下肢に麻痺が残るのはこのためである。

皮質脊髄路は脊髄に入るとそこで数本の分枝に分かれ、そこから脊髄内部に入ってさらに細かく分かれて脊髄の運動ニューロンと結合する。この伝導路を皮質脊髄路という。皮質脊髄路は系統発生学的には新しい経路であり、哺乳類ではじめて出現する。ヒトで頂点に達する巧みな指使いなど、細やかな運動はこの伝導路を通じて指令が出されていると考えられている。

この系路を通る線維の半数以上は、頸髄に終わり上肢を支配し、四分の一が腰および仙髄に終わり下肢を支配している。しかも、頸髄、胸髄で終わる短い線維は内側を、腰、仙髄に終わる長い線維は外側を通るというように、線維によって通路が異なる。皮質脊髄路からの線維は脊髄で多数の細胞群と結合するため、一度に多くの細胞の活動を制御することができる。

図A・7は錐体細胞と脊髄の運動ニューロンが結合する様子を模式的に示したものである。皮質脊髄路からの信号は、①脊髄運動ニューロンの活動を高める（興奮性結合）、②運動ニューロンの活動を調整している介在ニューロンの活動を制御する、③脊髄運動ニューロンの活動を抑える（抑制性結合）、④脊髄の反射を調節する、⑤体性感覚情報を脊髄レベルで調節する、などを同時に行うことで上述の巧みな運動を実現しているという（丹治、一九九九）。

（c）運動前野、補足運動野

運動前野は運動野の前方、ブロドマンの6野にあり、補足運動野は同じく6野のうち半球内側面にある（図A・8）。これらの領野は一次運動野より高次の情報処理を受け持つと考えられている。

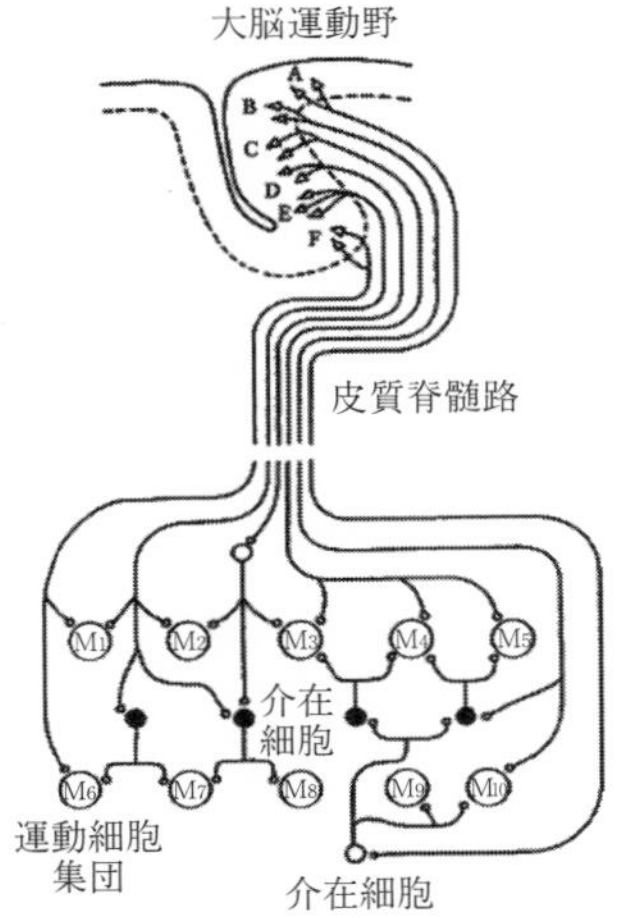

図 A.7　皮質錐体細胞と脊髄の結合

一般に、運動前野と補足運動野に帯状皮質運動野を加えた領野を高次運動野と呼ぶ。

運動前野はさらに背側と腹側の二つの領域に分けられる。脳の他の領域との結合は、背側運動前野は頭頂連合野前方の上頭頂小葉から強い入力を受けるのに対して、腹側運動前野は頭頂連合野後部の領域から強い入力を受ける。さらに視床からの入力も背側と腹側運動前野では異なっている。背側運動前野と腹側運動前野の機能の違いに関しては未知の部分が多いが、おおよそ次のようにまとめられる。すなわち、背側運動前野は運動開始前に活動する細胞が多いことから、いわゆる運動の企画や準備を行うと考えられている。これに対し、腹側運動前野は視覚入力と強い結びつきを示す細胞が多く、視覚から得られた情報を運動に必要な座標系に変換する過程を担っていると目されている（丹治、一九九九）。

補足運動野にも一次運動野同様、支配領域の体部位局在性があることが知られている。Matsuzakaら（1992）によれば、従来の補足運動野と呼ばれた部位は二つの領域に分かれ、そのため、前方の領域を特に前補足運動野と呼び、後方領域を補足運動野と呼ぶ（丹治、一九九九）。前補足運動野は視覚入力、補足運動野は体性感覚入力との結合が強い。さらに近接領域との入出力関係でも、前補足運動野と補足運動野のそれは多くの点で異なっている。ヒトの補足運動野に関しても、脳の画像撮影技術の進歩に伴い多くの点が明らかとなってきている。丹治（一九九九）によれば、ヒトの補足運動野でも①単純動作よりも複雑な時間構成を必要とする動作、②視覚誘導性動作よりも記憶依存性動作、③動作学習時、にそれぞれ活動が高まる。さらに、前補足運動野は、①動作に認知的要素が多く含まれるとき、②動作手順学習時、などでその活動が高まるという。

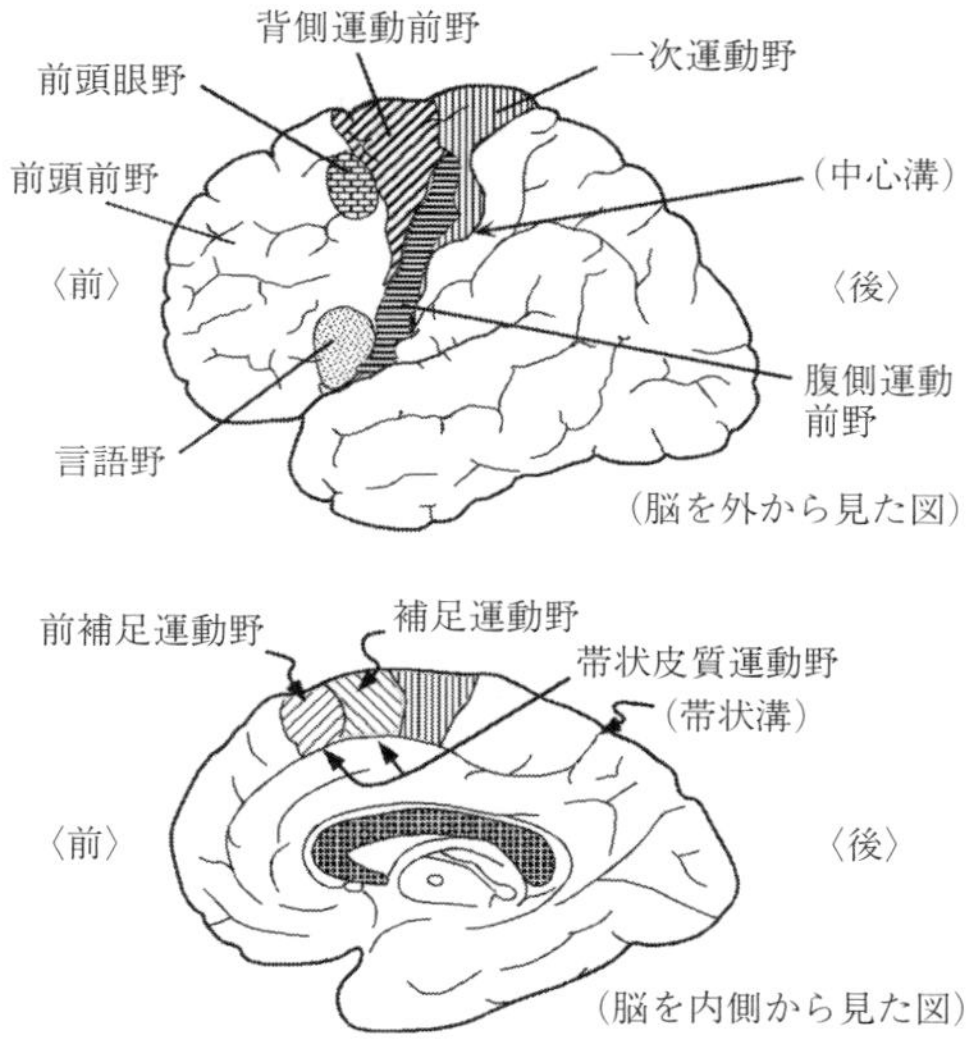

図 A.8　大脳運動関連領野（丹治，2013）

これら高次運動野が担当している「運動に関連する高次の情報処理」とはどのような機能だろうか。ここでは、野球のバッティング動作を例にして考えてみよう（図A・9）。

まずは単純化のため、投じられたボールを見て打つべきか打たないべきかを決定する認知系の機能（意思決定）を省略し、バッティング運動を、〝高速で飛来するボールを目で見てバットを振って当てる〟運動ということにしよう。まずはバッティングを構成する個々の動作を企

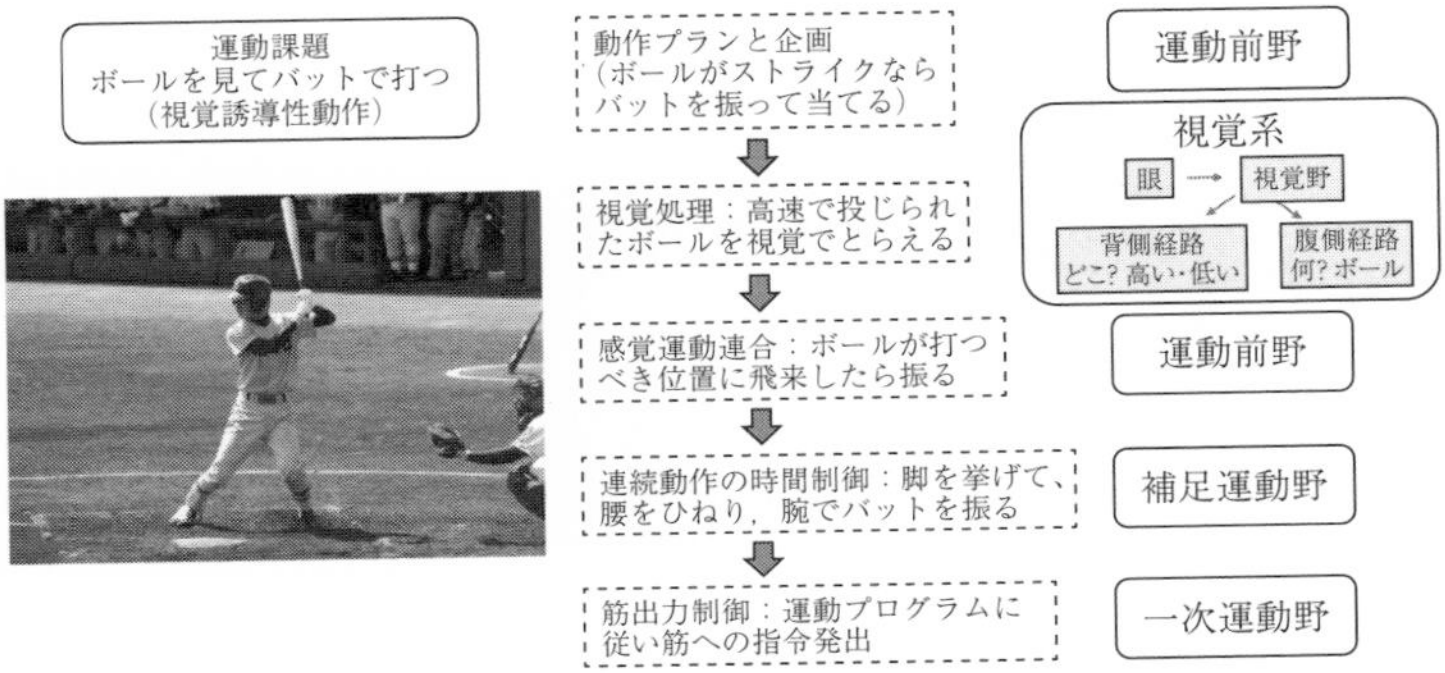

図 A.9　野球のバッティングを成立させる大脳運動関連領野の働き

画する、すなわちバットを握って思い切り振る、という動作を企画する必要がある。これを担うのは運動前野である。このような動作の企画をして、ボールが投じられるまで準備して待つ、これも運動前野が担っている。

そして、いよいよ投じられたボールを視覚でとらえる。眼球からの入力は後頭葉の一次視覚野に送られ、そこから側頭葉に向かう腹側経路と頭頂葉に向かう外側経路にそれぞれ情報が送られる。腹側経路ではボールが認識され、外側経路では物体が高速で飛翔していることが認識される。野球の場合、投じられるのは一〇〇%ボールなので、ボールであることの認識はそれほど重要ではない。仮にピッチャーが赤と青の二つのボールを同時に投じて青のボールのみ打たなければならないとしたら、腹側経路での青ボールの認識が重要になる。

高速で飛来するボールの位置を外側経路で認識しつつ、その情報を基にバッティングを構成する一連の動作を始めるのが運動前野である。すなわち視覚情報、ここでは特に物体の運動情報と身体運動が連合される、この連合の役割を運動前野が担っているのである。そしてバッティング運動全体を構成する一連の動作、すなわち足を上げ、腰をひねり、最終的に腕を動かしてバットを振る、これらを順序立てて動かすためには補足運動野の機能が必要となる。一次運動野は脳からの指令を最終的に出力する役割を担うので、バッティング運動を引き起こす筋への指令をプログラムに従って発出する。

健康な人であれば、そして野球選手であれば、いともたやすくバッティング運動をすることができる。しかしその背後には、高次運動野と一次運動野の働きだけを見ても、これだけ複雑な脳の情報処理と運動の制御機構が関わっているのである。

脳幹の運動制御系

脳幹とは字のごとく、脳の中の幹（みき）の部分に相当し、中脳、橋、延髄、間脳から構成される。脳幹には生命維持に直結する重要な中枢が多く存在する。高位中枢で決定された運動のプランは脳幹の神経核で中継され、種々の伝導路を介して脊髄に投射される。それらの伝導路は姿勢の保持など無意識のうちに行われる運動において、主要な役割を果たす。脳幹を下行する伝導路は、脊髄の内側と外側を通る二つのグループに分けると理解しやすい（高草木、二〇〇九：図A・10）。

まず、内側グループには網様体脊髄路、視蓋脊髄路、前庭脊髄路がある。これらの下行路は脊髄の腹側（前索）を下降し、脊髄内の腹内側に到達する（図A・10下側）。外側グループには、赤核という中脳の神経核から発する赤核脊髄路と一次運動野の錐体細胞に発する外側皮質脊髄路がある

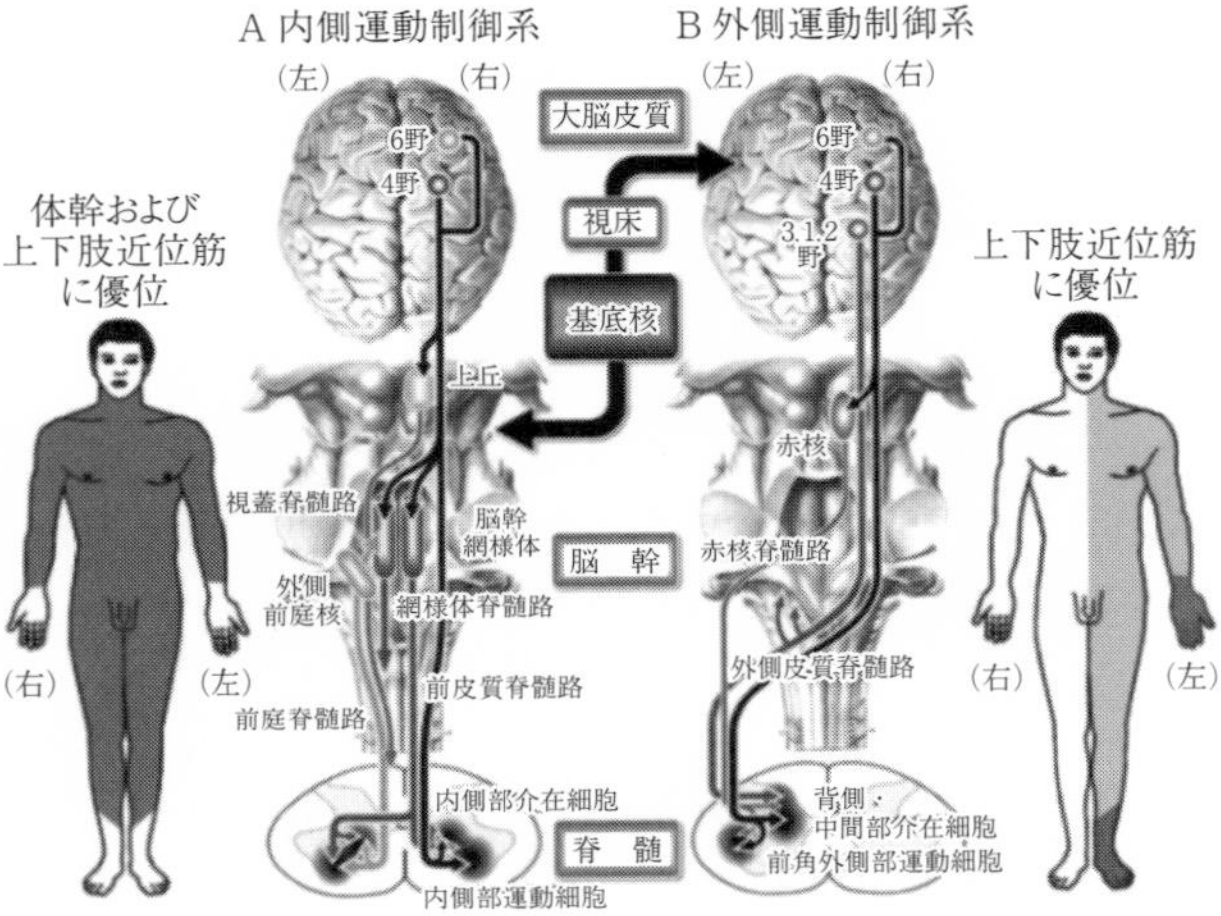

図 A.10　身体各部位を支配する下行路の分類（高草木，2009）
内側運動制御系と外側運動制御系.

（外側運動制御系）。これらの経路は脊髄内で対側の背外側を通り、脊髄内でやはり背外側灰白質に到達する。内側グループに同側を下行する前皮質脊髄路を加えたグループを内側運動制御系と呼ぶ。内側運動制御系は系統発生的に古い経路であり、主に体幹や近位の筋群を制御する。そのため、姿勢や体幹群の協調的な運動の制御が主たる役割と考えられている。内側運動制御系に属する前皮質脊髄路は皮質脊髄路の五—一〇%とされ、同側を下行する。皮質脊髄路の大部分（九〇—九五%）は対側に投射する外側皮質脊髄路ということになる。外側皮質脊髄路が属する外側運動制御系は上・下肢の遠位筋群の運動、精緻な運動の主役とされる。

本書第3章では、義足のアスリートにおいて、義足を最終的に動かす筋の運動制御が極めて特殊であることを説明した。そこでは、義足を最終的に操作する筋の皮質脊髄路の機能が極めて特殊、すなわち、義足ではない方の筋や健常者ではみられない同側を下行する皮質脊髄路が使われているという実験結果を紹介した。前述のように、手足の筋を制御する皮質脊髄路はほとんどがその筋と反対側の脳に発するものであり、同側の経路はほとんど用いられていないことを覚えておくと、義足アスリートの実験結果が驚きであることが理解しやすいはずである。

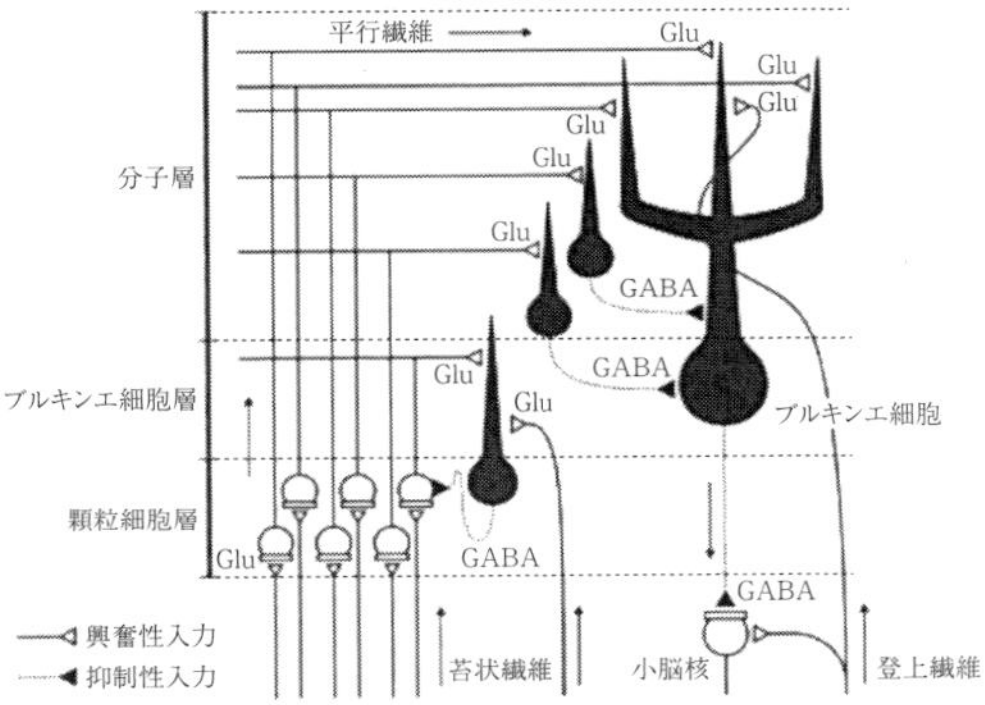

図 A.11　小脳皮質の神経回路

小脳

小脳は大脳皮質後部の直下にあって、運動のコーディネーション、すなわち、力発揮の強さや方向、タイミングなどの調節に重要な役割をもつ。運動制御に関連する小脳の神経回路の構造や運動学習の基礎的メカニズムとしての長期抑圧（後述）は他の脳の神経回路に比べてよく解明されている（Nardone & Schieppati, 1998）。

図A・11は小脳皮質の神経回路を模式化したものである。このなかでも最も大型の細胞であるプルキンエ細胞は小脳皮質唯一の出力細胞であり、小脳核と前庭神経核にその出

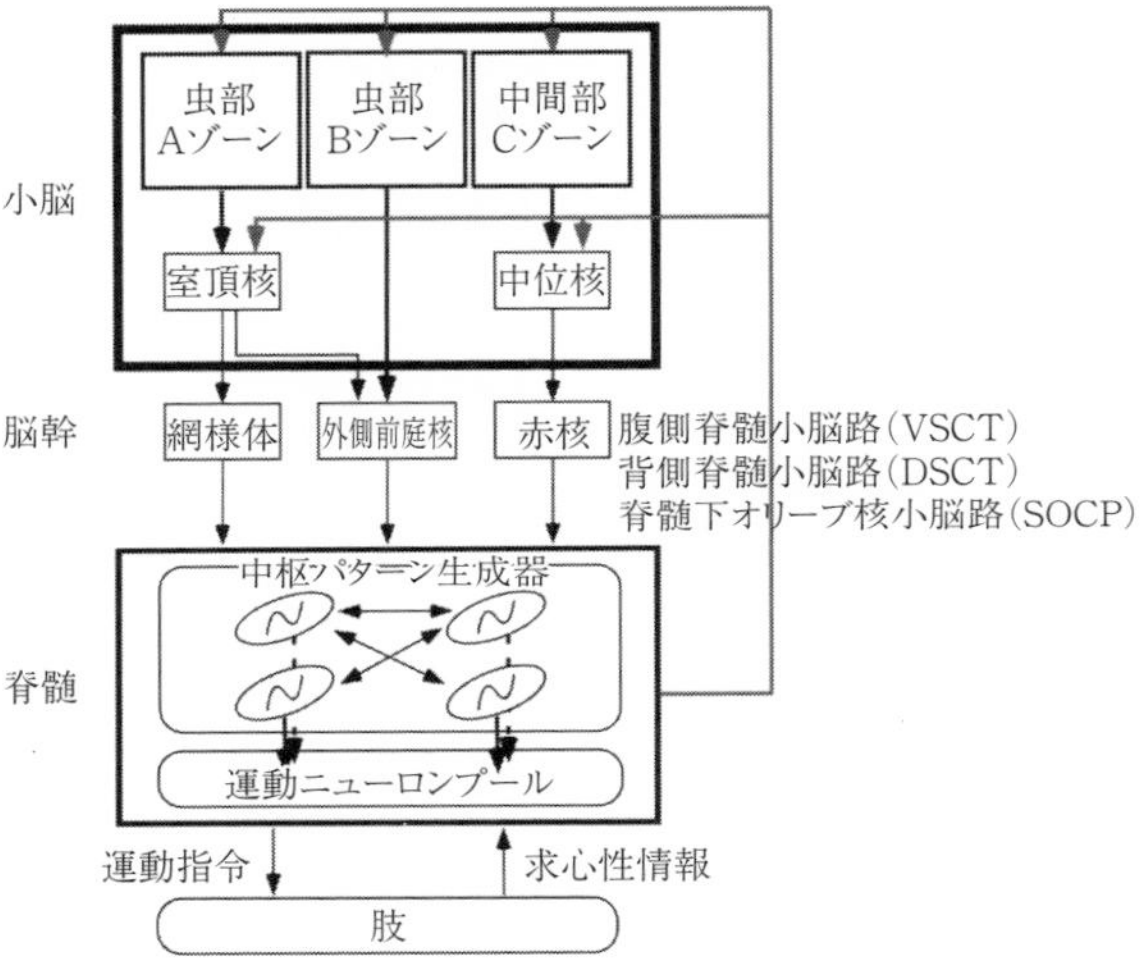

図 A.12　歩行の制御に関わる脊髄―小脳連関ループ（提供：柳原　大）

力を送っている。プルキンエ細胞の樹状突起には顆粒細胞の軸索である平行線維と、延髄の下オリーブ核から上行する登上線維が興奮性のシナプス結合をする。この二つの興奮性入力が同時にしかも反復して起こるとき、平行線維とプルキンエ細胞間のシナプスに持続的な伝達効率の低下が生じる。これを長期抑圧という。下オリーブ核からの入力は登上線維を介して運動の誤差情報を伝えるとされる。つまり、登上線維からの入力は、運動の誤りに関連していた平行線維からの入力を長期抑圧によって修正し、学習を進めることに関連すると考えられている（柳原、二〇〇七）。

図A・12は、姿勢や歩行の制御に係る小脳の神経回路をまとめたものである。それによると、小脳皮質の中でも虫部や中間部は姿勢や歩行の適応制御における重要な役割を担っている。これらの部位からの出力は脳幹を介して、脊髄の歩行パターン発生回路（Central Pattern Generator：CPG）に送られる。CPGからの出力は筋に送られるとともに運動指令のコピー（エファレンスコピー）として上行路を経由して再び小脳に送られる。これを脊髄小脳連関ループという。

小脳は本来、無意識的な姿勢制御や動作の微調整を司る不随意運動系の重要器官であり、また、小脳に傷害を受けると状況変化に対して動作を適応させることができなくなる。このような臨床知見から、小脳に自動制御回路が形成されることによって、熟練した動作が無意識のうちに正しく素早く遂行されるようになると考えられている。

脊髄の運動制御系

(a) 脊髄の解剖

脊髄は体幹の真ん中にある脊柱の中を下行し、脊柱を構成する脊椎骨の一番下のレベルまで達する。脊髄からは一定間隔で神経根が左右対象に外に出ていく。これを脊髄神経と呼ぶ。一個の脊椎骨から一対ずつの脊髄神経が出ており、全部で三一対ある。上から順に、頸神経八対、胸神経一二対、腰神経五対、仙骨神経五対、尾骨神経一対となる。一本の神経根は脊髄の腹側から出る運動神経根（前根）と背側から出る感覚神経根（後根）が混在している。

図A・13は脊髄の横断面である。真ん中の蝶のような形をした部分

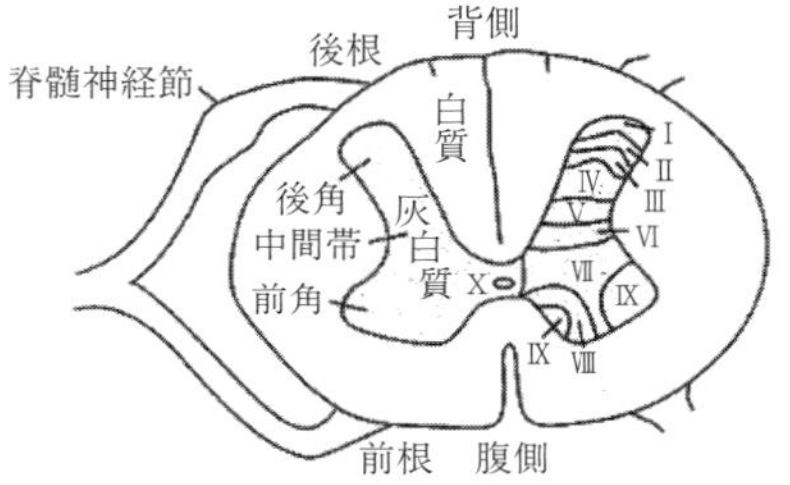

図 A.13　脊髄の解剖図

が灰白質、その周りの部分が白質である。灰白質の部分には運動や感覚の神経核があって、感覚情報を脳幹や視床に伝えたり、脳からの運動指令を筋肉に伝える働きを担う。図A・13の右側は、脊髄の灰白質部分を細胞の大きさや形から一〇の異なる層に分けて示したものである。感覚神経は脊髄の背側から後根を通って脊髄に情報を伝え、I〜III層がその入り口となる。筋肉に運動の命令を出すα運動ニューロンは前角のIX層に存在する。α運動ニューロンは大型の細胞で、その直径は三〇—七〇マイクロメートルほどある。α運動ニューロンの細胞体からは樹状突起が出ており、VII〜VIII層まで長いものではV〜VI層まで広がるものもある。

（b）運動単位

最終共通路において、一個の脊髄運動ニューロンから筋に向かって伸びる軸索は末梢で枝分かれして複数の筋線維に結合する。そのため、一個の運動ニューロンの指令は同時に複数の筋線維を収縮させる。これら一個の運動ニューロンと、それが支配する筋線維群をまとめて運動単位（motor unit）と呼ぶ。一個の筋を支配する運動ニューロンは、IX層内でほぼまとまった位置で縦に連なり運動核を形成する。さらに、一個の筋内で運動ニューロンが支配する筋線維の部位と、運動核内での運動ニューロンの位置にも一定の関係がある（Burk & Tsairis, 1973; Weeks & English, 1985）。

（c）神経支配比

一個の運動ニューロンが何本の筋線維を支配しているかを表す比を、神経支配比という。神経支配比は筋によって大きく異なっている。たとえば、眼筋のように微細な調節が必要な筋では小さく、大腿の筋のように細かな調節は必要なく大きな筋張力の発揮のみ要求される筋では大きい。

（d）運動単位の種類

運動単位は、筋線維部分の収縮特性を基に、四つの異なる型に分けることができる。すなわち、まず単収縮時間が短いＦ型（type F: fast twitch）と、単収縮時間が長いＳ型（type S: slow twitch）に分けることができる。そして、Ｆ型はさらに疲労しやすいＦＦ型（type FF: fast twitch, fatigable）、疲労しにくいＦＲ型（type FR: fast twitch, fatigue resistant）、およびこれらの中間の性質を有するＦＩ型（type FI: fast twitch, intermedi-ate）に分けることができる。これら四種類の運動単位の強縮張力はＦＦ＞ＦＩ＞ＦＲ＞Ｓの順に小さくなる。

（e）サイズの原理

一個の筋（whole muscle）の張力は、動員（recruitment）されている運動単位活動の総和に他ならない。一般に、筋の張力を徐々に上昇させていくときや伸張反射によって筋張力が発生するとき、運動単位は運動ニューロンが小さい型のものから順次動員される。これをサイズの原理（size principle）という（Henneman & Somjen, 1965）。

運動単位動員の順序は、運動ニューロンの膜の特性とシナプス入力に依存する。さまざまな条件下での筋張力発揮において、サイズの原理が適用できることが観察されていることは、一般的には細胞膜の興奮閾値によって動員順序がほぼ決まっていることを意味する。機能的にも、持続的な活動を要求されるような運動単位、すなわちＳ型の運動単位は閾値が低く、弱い筋張力のときに動員され、閾値が高いF型の運動単位は、持久力はないが瞬発的な力発揮場面においてのみ動員されることになり、サイズの原理が合理的であることがわかる。

さらに制御論的見地からみると、運動単位の動員順序が運動ニューロンの特性で決まっているとすれば、個々の運動単位を別々に制御する必要がなく、運動ニューロンプール全体に対する指令の強さを変えるだけでよいことになり、制御の自由度を大きく減らすことができる。それだけ指令部の負担が少ないことを意味し、この面でも合理的である。これらの合理性も手伝ってか、サイズの原理は広く受け入れられている。

しかし、この例外もまた少なからず報告されている。たとえば急速運動（ballistic movement）(Smith *et al.*, 1980）や伸張性筋活動（Nardone & Schieppati, 1988; Nardone *et al.*, 1989）では、通常は動員順序が遅い高閾値の運動単位（F型）が低閾値の運動単位（S型）より先に動員されることが知られている。また、多機能筋などでは一個の筋の中に複数の区画（partition）が存在し、サイズの原理が適用できるのは、それぞれの区画内においてのみである（Windhorst *et al.*, 1989)。

（f） 運動単位の動員と発火頻度の調節

筋が収縮し張力を発揮する際、一般的にはサイズの原理に従い、小さな運動単位から順次動員されることは前述したとおりである。いったん動員された運動単位は、ある頻度で発火する。結局、筋張力は動員されている運動単位の数とそれらの発火頻度の総和で決定されることがわかる。それでは、実際の運動単位の動員と発火頻度はどのようなダイナミクスを示すのであろうか？　これを調べるには個々の運動単位を同定するとともに、それぞれの発火頻度を計測する必要がある。ヒトを対象にそれらを計測することは困難であるが、Benjamin と De Luca は独自の方法でその計測に一部成功した。彼らは特殊な針電極と decomposition 法と呼ばれる運動単位活動電位（Motor Unit Action Potential：ＭＵＡＰ）波形の分別アルゴリズムを用い、運動単位の動員と発火のダイナミクスを種々の筋や運動において記録している（Basmajian & De Luka, 1986）。

運動単位の動員と発火頻度に関して彼らがまとめたところによれば、このダイナミクスは手指の筋のような小さな筋と、腕や脚の大きな筋とでは異なるという。すなわち、小さな筋では徐々に力を増大させていくとき、五〇％ＭＶＣ程度まで新たな運動単位の動員が見られるが、さらに力を増大させると新たな運動単位の動員はなく、すでに動員されている運動単位の発火頻度を高めるパターンを示す。発火頻度は最大で六〇pps（pulse/second）に達する。これに対し、大きな筋では新たな運動単位の動員が九〇％ＭＶＣかそれ以上でも認められる。つまり、筋張力の調節は、小さな筋では主に運動単位の発火頻度を変調することでなされ、大きな筋では主に新たな運動単位の動員およびすでに動員されている運動単位の脱動員（derecruitment）で行われている。

反射運動の神経機構

（a）種々の出力パターンを生み出す脊髄の神経回路

脊髄のα運動ニューロンが興奮すると、最終共通路を介してそれが支配する筋線維が収縮するこ

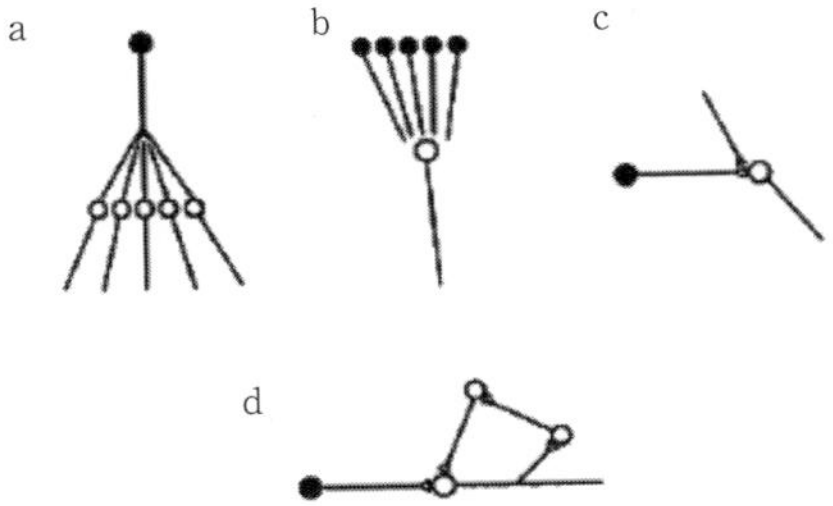

図 A.14　基本的な神経回路を示す模式図
a：発散（divergence），b：収斂（convergence），
c：遮断（gating），d：反響（reverberation）

とは先に述べたとおりである。この最終共通路の出力は、脊髄内で多数の介在ニューロンと運動ニューロンとがさまざまな組み合わせで結合することによって多様なパターンとなる。

図A・14に基本的な神経回路を示した。発散（divergence）とは、一つの神経軸索が複数の側枝を出して複数のニューロンにシナプス結合することである。これによって一つの神経インパルスが多くのニューロンを一度に興奮させることができる。これとは逆に複数のニューロンの軸索が一つのニューロンに集中して結合することを収斂（convergence）という。遮断（gating）は、あるニューロンへの情報がシナプス結合前に抑制性入力によって遮断されることをいう。これには介在ニューロンを介したものや、介在ニューロンなしにシナプス結合前に抑制される場合（シナプス前抑制）などがある。反響回路（reverberating circuit）は循環する回路である。循環することによって一つの刺激で効果が反復する。

これらの他に上位中枢からの持続的（tonic）興奮性入力との何らかのスイッチングメカニズムによって、屈筋と伸筋の交互性発火を実現するリズム発生（rhythm generator）回路も概念的に考えられている。脊髄の歩行中枢神経回路を概念的にモデル化するとき、そのようなリズム発生回路を想定する。相反性回路（reciprocal circuit）は、たとえば屈筋の運動ニューロンと伸筋の運動ニューロンがあって、それぞれのニューロンに結合している軸索が側枝を出して反対側のニューロンに直接結合するか、介在ニューロンを介して結合するような回路である。それによって、屈（伸）筋を興奮させるときに同時に伸（屈）筋を抑制することができる。この作用を相反抑制という。

（b）反射運動

反射とは、生体に加えられた刺激に適切に対応するための基本的な神経系の反応様式である（青木、一九八六）。一般に、反射は刺激を感知する受容器と、受容器からの情報を受け指令を発する反射中枢、および指令を実行する効果器から構成され、それらをまとめて反射弓という。反射弓において感覚信号を反射中枢に伝える神経を求心性ニューロン、反射中枢からの信号を効果器に伝える神経を遠心性ニューロンという。

体性感覚受容器には皮膚や皮下組織にある表在性受容器と、筋や腱、関節など深部にある深部受容器がある。代表的表在性受容器としてはルフィニ終末、マイスナー小体、パチニ小体などがある。これらの受容器は触刺激の検知を行っている。深部受容器の中では筋紡錘や腱器官は著明な反射運動を引き起こし、それらの活動の調節は円滑な運動の遂行にとって不可欠であるため、よく調べられている。

（c）伸張反射

伸張反射は、運動系において重要な役割を果たしている。本書でたびたび登場する痙縮（spasticity）という症状は、伸張反射の異常な亢進によって生じる症状である。第3章で紹介したパラリンピックスイマーは、この痙縮の程度が泳いでいるときと水の外にいるときとで劇的に変わるのである。

　骨格筋を急激に伸ばすと、筋内の筋紡錘から求心性インパルスが生じ、脊髄のα運動ニューロンに伝達される。それによってα運動ニューロンが興奮し、筋収縮を引き起こす。これを伸張反射という。伸張反射の受容器は筋紡錘であり、筋の伸張および伸張速度を感知する。筋紡錘の興奮は、Ia群感覚線維あるいはII群感覚線維を通じて脊髄のα運動ニューロンを興奮させる。また、筋紡錘の興奮が脊髄より上位の中枢を経由し、脊髄α運動ニューロンに到達する経路もある。脊髄以下の経路による伸張反射は、刺激が加わってから反射が出現するまでの潜時が短いことから短潜時反射、脊髄より上位の中枢を経由する反射は、潜時が長いことから長潜時反射という。

　伸張反射は、抗重力筋など持続的に筋の緊張（tonus）を保つ必要がある筋において特に重要である。伸張反射の強さあるいは感受性（stretch reflex sensitivity）は、反射中枢への入力と出力の関係で表される。さらに、入力と出力の関係を定量化することによって、伸張反射の感受性を反射の利得（gain）と閾値（threshold）に分けてとらえることができる。伸張反射の利得は、反射中枢への入力の増加分（関節角速度・筋線維長・筋伸張速度・背景筋活動）と反射中枢からの出力の増加分の比率である。伸張反射の閾値とは、伸張反射が生じる最低の入力値のことである。

　伸張反射の利得と閾値を変調する神経機序に関しては、上位中枢からの遠心性情報による経路と、末梢感覚受容器からの求心性情報による経路の両者がある。一般に脊髄の反射中枢は上位中枢からの抑制性入力を受けている。脳卒中や脊髄損傷などによってこの抑制性入力が遮断されると、反射感受性が異常に高まることがある。これらの患者に見られる痙縮は、抑制性入力遮断によって反射中枢の感受性が亢進したことによると考えられている。

2　人間の運動制御系を調べる技術について

人間を直接研究対象とする神経科学は、非侵襲的検査法の飛躍的進歩によって目覚ましい発展を遂げた。つまり、古くは脳の重大な疾患や、損傷がある人の治療行為や死亡後の剖検によってしか調べることができなかったことが、新しい技術によって、生きたままの脳の形や機能を高い精度で調べることができるようになった。

ここでは、パラリンピックブレインの研究に使用される主要な技術について簡単に説明する。

脳画像解析

人間の脳の中身を外から調べることができるようになり、その構造と機能を結び付けて調べることが可能となった。これらは脳画像解析技術と呼ばれ、もっともよく用いられている磁気共鳴画像法（Magnetic Reaonance Imaging：ＭＲＩ、図Ａ・15）の他にも、近赤外分光法（Near Infrared

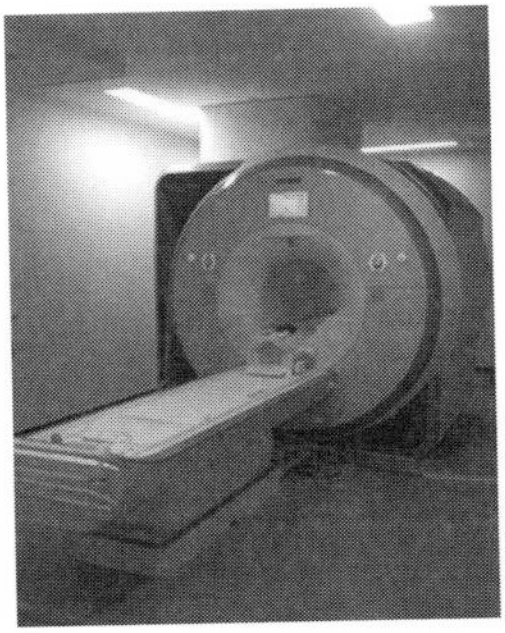

図 A.15 MRI装置

Spectroscopy：NIRS）、ポジトロン放出断層撮影法（PET）などがある。

（a）MRI

MRIは原子核が強い静磁場をかけられるとその影響で共鳴する性質（核磁気共鳴）を利用して、水素原子核の共鳴現象を誘導し、それを画像化することで、脳やその他身体組織の断層撮影、機能画像撮影を可能とする技術である。生体組織はそれぞれ、脂肪にしても骨にしてもそこに含まれる水素の密度が異なることから、MRIによって異なる画像としてとらえることが可能となる。そして、血液など体液の動きもとらえることができるため、たとえば脳内の活動部位に血液を介したエネルギー供給が生じるとその変化をとらえることで、その部位が活動したことを検知し、画像化することができる。これがいわゆる機能画像であり、fMRI（functional MRI）と呼ばれる。

非侵襲的脳刺激法

（a）経頭蓋磁気刺激

経頭蓋磁気刺激（Transcranial Magnetic Stimulation：TMS、図A・16）とは人間の頭の上に瞬時の高磁場をかけることによって、脳内のある部位に一瞬電流を生じさせるという技術である。

それによって脳細胞の一部を電気刺激することができる。

人間の運動系の研究では、大脳皮質一次運動野内で標的筋を支配する運動ニューロンを単発刺激する方法が最もよく用いられる。この方法によって、そもそも一次運動野内で刺激された運動ニューロンがどの筋を支配しているのか（神経結合）を知ることができる。すなわち、刺激強度を上げても一向に筋の反応（通常は運動誘発電位の有無）がなければ結合がないとみなすことができる。また、低い刺激強度でも反応が出る、あるいは刺激強度を上げていったときの反応の上昇が大きい、など、刺激の強度と反応の強度の関係を評価することで、一次運動野と脊髄運動ニューロンを結ぶ皮質脊髄路の興奮性を定量的に評価することが可能となる。

ＴＭＳはまた連発刺激も可能である。近年では、特定の脳領域に連発刺激を与えることでその機能を外部から変調し、その領域が結合する領域の変化を調べるといった方法にも用いられている。また精神科領域では背外側前頭皮質(Dorsolateral Prefrontal Cortex：ＤＬＰＦＣ）への連続刺激がうつ病の治療に用いられるようになった。

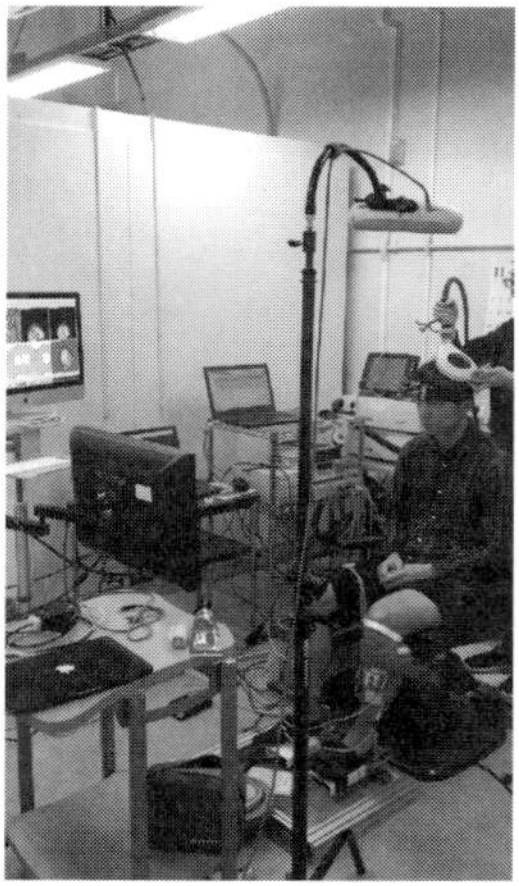

図 A.16 TMS 実験の様子

（b）**筋電図法**（electromyography）

筋電図法とは、筋が中枢神経、最終的には脊髄のα運動ニューロンからの神経指令（インパルス）を受け収縮する際に発する電気活動（活動電位）を記録する技術である。この技術を用いて記録された筋の活動電位波形を筋電図（electromyogram：ＥＭＧ、図Ａ・17）という。

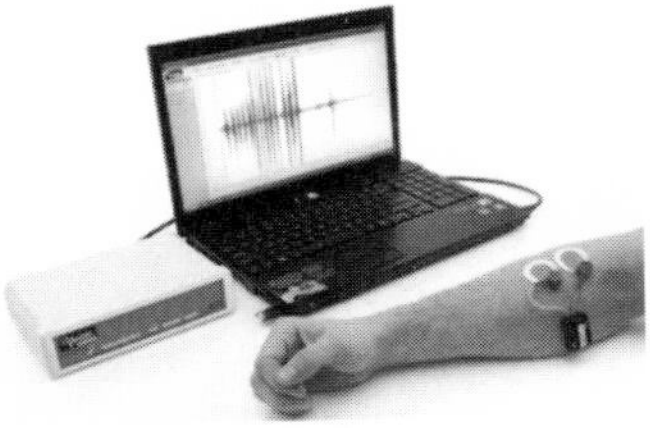

図 A.17　EMG の例

ＥＭＧは人間の運動系の研究においては必須の技術であり、古くから用いられ、そして技術的に進歩してきた。技術的には筋の中に直接電極を刺入（針電極、ワイヤー電極）して電位を記録する方法と皮膚の上に電極を貼付（表面電極）して記録する方法がある。運動中のＥＭＧを記録するには、後者の表面電極を用いるのが一般的である。ＥＭＧを解析することで、いつ筋活動が生じたか、どの程度強く筋肉が活動しているか、を知ることができる。

まとめ

神経科学の発達、なかでもヒトの脳の活動を非侵襲的に評価する技術の進歩は、従来のリハビリテーションに加えニューロリハビリテーションという新たな領域を生み出す原動力となった。本章で紹介した機能的核磁気共鳴画像（ｆＭＲＩ）、ポジトロン断層法（ＰＥＴ）などの脳活動画像化技術や経頭蓋磁気刺激法（ＴＭＳ）に代表される脳刺激技術は、非侵襲的脳活動評価法の主役である。これらの新技術の登場によって、従来、調べることができなかった生きている人間の脳構造や機能を、非侵襲的に調べることが可能となった。それによって人間を対象とする運動の神経科学も過去二〇年余りで目覚ましい発展を遂げてきた感がある。

パラリンピックブレインとは、そのような科学技術の進歩があって、初めて明らかになってきたパラリンピック選手の脳の機能的・構造的特徴ということができるであろう。

おわりに

「パラリンピックブレイン」、障がいがあるアスリートの特徴的な脳をこのように呼んでみた。本文中でも再三述べたが、パラリンピアンの脳は障害特性と競技特性、障がい発症年齢、スポーツ歴など多くの要素が影響し合い、多様な特徴を示す。その多くが、少なくとも私にはまったく未知な特徴ばかりであって、調べるたびに興奮を覚えた。研究者として、そしてリハビリテーション領域の研究に長く携わってきた者として、新たな発見があったときの喜びは研究者冥利に尽きるものである。この仕事を長く続けてきたモチベーションはそこにあるといっても過言ではない。

しかし発見はそう何度もできるものではない。だからこそ、一つの発見があったときの喜びは大きいのである。私にとって、障害があるアスリートの脳は偶然出会った研究対象であったにもかかわらず、立て続けに予想もしない新たな発見をもたらしてくれた。私の研究者人生の中では、このような経験は記憶になく、感動の連続であった。私たちが見出したパラリンピックアスリートの特異的な脳機能・構造を研究者そして研究者以外の人たちに知って欲しいとの思いから、多くの講演活動、そして論文公表を行ってきた。本書の執筆も、研究開始からわずか数年のことであり、やや時期尚早であったかもしれない。しかし、早く多くの人に知って欲しいとの思いから一冊にまとめることを決断したのであった。

現時点で私たちが調べていることは、障がいがあるアスリートが継続的にトレーニングを実施してきた、その積み重ねによって脳に生じた変化（再編）であり、いわば最終的な結果を見ているといえる。しかしそれ自体、今までまったく注目されてこなかったことであり、多くの発見につながった。さらには、パラリンピックの見方にも新たな視点をもたらしたといっていいであろう。パラリンピックブレイン研究はまだ端緒についたばかりである。いわば出口、トレーニングの結果としてのパラリンピックブレインの研究から、それを導いたメカニズムを解明する研究がこれから大きく展開され、新たな学理を探求する学術領域が創造されるであろう。本書はまさにその第一歩であり、私が魅了されたパラリンピックブレインの魅力が多くの読者と共有できたとしたら、著者としてこの上ない喜びである。

謝辞

本書で紹介した研究データは私の研究室のメンバーが日々行う研究活動の中で取得したものであり、すべての研究室メンバーの協力がなければ、一冊の書物として上梓することなどできなかった。この場を借りて心からの感謝を申し上げたい。東京大学出版会の岸　純青氏には本書を編集するにあたり一方ならぬ労を割いていただいた。私一人では決してまとめきれなかった内容を、一冊の書物として完結する方向に導いていただいたと言って過言ではない。ここに改めて感謝の意を表する次第である。

最後に、本書執筆中の二〇二〇年一二月一〇日、国立障害者リハビリテーションセンター研究所（国リハ）在職時の私の上司であり、生涯の師である矢野英雄氏（富士温泉病院名誉院長）が急逝された。矢野氏とは私が東京大学大学院教育学研究科修士一年時に初めて出会い、同氏が部長を務められていた国リハ研究所、運動機能系障害研究部、研究生として受け入れていただいた。四年半後、私はそのまま博士課程修了を待たず、同部、神経筋系機能障害研究室研究員として採用されたのであった。以来、三〇年以上の長きにわたって公私ともにご指導いただいてきた。国リハの研究部を引き継いで間もないころ、現職である東京大学への異動を打診された。矢野氏が築いた研究部を発展させるべきときに異動することを迷う私に対し、最終的に背中を押してくれたのが同氏であった。結果的に研究の視野を広げ、パラリンピックブレイン研究に出会えたのも同氏の導きがあってのことである。言葉で表しきれない感謝の気持ちとともに、恩師矢野英雄先生の霊前に本書を捧げる。

参考文献

Akazawa K, Aldridge JW, Steeves JD, *et al.*: Modulation of stretch reflexes during locomotion in the mesencephalic cat. *J Physiol*, 329: pp. 553–567, 1982.

青木　藩：「脊髄反射」（入来正躬ほか編著）『生理学』四八二―五〇六頁、文光堂、一九八六

Bara-Jimenenz W, Catalan MJ, Hallett M, *et al.*: Abnormal somatosensory homunculus in dystonia of the hand. *Ann Neurol*, 44: pp. 828–831, 1998.

Barbeau H, Rossignol S: Recovery of locomotion after chronic spinalization in the adult cat. *Brain Res*, 412: pp. 84–95, 1987.

Basmajian JV, De Luka CJ: *Muscles Alive: Their Functions Revealed by Electromyography 5th ed.* Williams and Wilkins, 1986.

Brooke JD, Collins DF, Boucher S, *et al.*: Modulation of human short latency reflexes between standing and walking. *Brain Res*, 548: 172–178, 1991.

Brooke JD, McIlroy WE, Collins DF: Movement features and H-reflex modulation. I. Pedalling versus mached controls. *Brain Res*, 582: pp. 78–84, 1992.

Bruehlmeier M, Dietz V, Leenders KL, *et al.*: How does the human brain deal with a spinal cord injury? *Eur J Neurosci*, 10: pp. 3918–3922, 1998.

Burk RE, Tsairis P: Anatomy and inervation ratios in motor units of cat gastrocnemius. *J Physiol*, 234: pp. 749–765, 1973.

Capaday C, Stein RB: Amplitude modulation of the soleus H-reflex in the human during walking and standing. *J*

Neurosci, 6: pp. 1308–1313, 1986.

Capaday C, Stein RB: Difference in the amplitude of the human soleus H reflex during walking and running. *J Physiol*, 392: pp. 513–522, 1987.

Classen J, Liepert J, Wise SP, *et al.*: Rapid plasticity of human cortical movement representation induced by practice. *J Neurophysiol*, 79: pp. 1117–1123, 1998.

Crenna P, Frigo C: Excitability of the soleus H reflex are during walking and stepping in man. *Exp Brain Res*, 66: pp. 49–60, 1987.

Dietz V: Human neuronal control of automatic functional movements: Interaction between central programs and afferent input. *Physiol Rev*, 72: pp. 33–69, 1992.

Donoghue JP, Suner S, Sanes JN: Dynamic organization of primary motor cortex output to target muscles in adult rats. II. Rapid reorganization following motor nerve lesions. *Exp Brain Res*, 79: pp. 492–503, 1990.

Dyhre-Poulsen PE, Simonsen B, Voigt M: Dynamic control of muscle stiffness and H reflex modulation during hopping and jumping in man. *J Physiol*, 437: 287–304, 1991.

Edamura M, Yang JF, Stein RB: Factors that determine the magnitude and time course of human H-reflexes in locomotion. *J Neurosci*, 11: pp. 420–427, 1991.

Evartz EV: Relation of pyramidal tract activity to force exerted during voluntary movement. *J Neurophysiol*, 31: pp. 14–27, 1968.

Fung J, Barbeau H: Effects of conditioning cutaneomuscular stimulation on the soleus H-reflex in normal and spastic paretic subjects during walking and standing. *J Neurophysiol*, 72: pp. 2090–2104, 1994.

Ghez C: The control of movement. In: Kandel ER, *et al.* (Eds): *Principles of Neural Science 3rd ed*, pp. 533–547, Appleton & Lange, 1991.

Gioia MC, Cerasa A, Di Lucente L, Brunelli S, Castellano V, Traballesi M: Psychological impact of sports activity in spinal cord injury patients. *Scand J Med Sci Sports.*, 16: pp. 412–416, 2006.

Gordon AM, Bleyenheuft Y, Steenbergen B: Pathophysiology of impaired hand function in children with unilateral cerebral palsy. *Dev Med Child Neurol*, Nov; 55 Suppl 4: pp. 32–37, 2013.

Henneman E, Somjen GG, Carpenter DO: Functional significance of cell size in spinal motoneurons. *J Neurophysiol*, 28: pp. 599–620, 1965.

Hodgson JA, Roy RR, deLeon R, *et al.*: Can the mamalian lumbar spinal cord learn a motor task? *Med Sci Sports Exerc*, 26: pp. 1491–1497, 1994.

Horslen BC, Murnaghan CD, Inglis JT, Chua R, Carpenter MG: Effects of postural threat on spinal stretch reflexes: evidence for increased muscle spindle sensitivity? *J Neurophysiol*, 110: pp. 899–906, 2013.

伊藤文雄：『筋感覚——骨格筋からのメッセージ』四頁、名古屋大学出版会、一九九四

Kamibayashi K, Nakazawa K, Ogata H, Obata H, Akai M, Shinohara M: Invariable H-reflex and sustained facilitation of stretch reflex with heightened sympathetic outflow. *J Electromyogr Kinesiol*, 19: pp. 1053–1060, 2009.

Karni A, Meyer G, Jezzard P, *et al.*: Functional MRI evidence for adult motor cortex plasticity during motor skill learning. *Nature*, 377: pp. 155–158, 1995.

Kawashima, K., Nakazawa, K., Akai, M: Muscle oxygenation of the paralyzed lower limb in spinal cord injured persons. *Med Sci Sport Exerc*, 37, pp. 915–921, 2005.

Kim G H*, Ogawa T*, Sekiguchi H, Nakazawa K（* Equal contribution）: Acquisition and maintenance of motor memory through specific motor practice over the long term as revealed by stretch reflex responses in older ballet dancers. *Physiological Reports*, 8(2): e14335, 2020.

Kojima N, Nakazawa K, Yamamoto S-I, Yano H: Phase-dependent electromyographic activity of the lower-limb muscles of a patient with clinically complete spinal cord injury during orthotic gate. *Exp Brain Res*, 120: pp. 139–142, 1998.

Kojima N, Nakazawa K, Yano H: Effects of limb loading on the lower-limb EMG activity during orthotic locomotion in a paraplegic patient. *Neurosci Lett*, 274: pp. 211–213, 1999.

蔵田　潔：「運動制御の情報処理機構」（宮本省三ほか選）『運動制御と運動学習』三—二二頁、協同医書出版社、一九九七

Levy WJ, Amassian VE, Traad M, *et al*.: Focal magnetic coil stimulation reveals motor cortical system reorganized in humans after traumatic quadriplegia. *Brain Res*, 510: pp. 130–134, 1990.

Liepert J, Bauder H, Wolfgang HR, *et al*.: Treatment-induced cortical reorganization after stroke in humans. *Stroke*, 31: pp. 1210–1216, 2000.

Marsden CD, Merton PA, Morton HB: Servo action in human voluntary movement. *Nature*, 238: pp. 140–143, 1972.

Matsuzaka Y, Aizawa H, Tanji J: A motor area rostral to the supplementary motor area（presupplementary motor area）in the monkey: neuronal activity during a learned motor task. *J Neurophysiol*, 68: pp. 653–662, 1992.

Matthews PBC: Observations on the automatic compensation of reflex gain on varying the pre-existing level of motor discharge in man. *J Physiol*, 390: pp. 73–90, 1986.

McVeigh SA, Hitzig SL, Craven BC: Influence of sport participation on community integration and quality of life: a comparison between sport participants and non-sport participants with spinal cord injury. *J Spinal Cord Med*, 32: pp. 115–124, 2009.

Mizuguchi N, Nakagawa K, Tazawa Y, Kanosue K, Nakazawa K: Functional plasticity of the ipsilateral primary sensorimotor cortex in an elite long jumper with below-knee amputation. *Neuroimage Clin*, 23: 101847, 2019.

森　茂美：「姿勢・歩行運動の中枢制御機構」『運動制御と運動学習』二三—四七頁、協同医書出版社、一九九七

Moritani T, Oddson L, Thorstensson A: Electromyographic evidence of selective fatigue during the eccentric phase of stretch/shortening cycles in man. *Eur J Appl Physiol*, 60: pp. 425–429, 1990.

Muir GD, Steeves JD: Sensorimotor stimulation to improve locomotor recovery after spinal cord injury. *Trends Neurosci*, 20: pp. 72–77, 1997.

Naito E, Hirose S: Efficient foot motor control by Neymar's brain. *Front Hum Neurosci*, 8: 594. doi: 10.3389/fnhum.2014.00594, 2014.

中村太郎「パラリンピックの歴史と課題」『バイオメカニクス研究』第四号第四巻、二五四—二六一頁、二〇〇〇
Nakanishi T, Kobayashi H, Obata H, Nakagawa K, Nakazawa K: Remarkable hand grip steadiness in individuals with complete spinal cord injury. *Experimental Brain Research*, 237: pp. 3175–3183.
中澤公孝、政二 慶：「筋を活動させる神経機序」（福永哲夫編）『筋の科学事典』一六一—一八五頁、朝倉書店、二〇〇二
Nakazawa K, Yamamoto S, Yano H: Short- and long-latency reflex responses during different motor tasks in elbow flexor muscles. *Exp Brain Res*, 116: pp. 20–28, 1997.
Nakazawa K, Yano H, Satoh H, *et al.*: Differences in stretch reflex responses of elbow flexor muscles during shortening, lengthening and isometric contractions. *Eur J Appl Physiol Occup Physiol*, 77: pp. 395–400, 1998.
Nakazawa K, Yamamoto SI, Ohtsuki T, *et al.*: Neural control: novel evaluation of stretch reflex sensitivity. *Acta Physiol Scand*, 172: pp. 257–268, 2001.
Nakazawa K, Kawashima N, Kakihana W, Akai M, Yano H.: Induction of locomotor-like EMG activity in paraplegic persons by orthotic gait training. *Experimental Brain Research* 157(1), pp. 117–123, 2004.
Nakagawa K, Takemi M, Nakanishi T, Sasaki A, Nakazawa K: Cortical reorganization of lower-limb motor representations in an elite archery athlete with congenital amputation of both arms. *Neuroimage Clin*, 25: 102144. doi: 10.1016/j.nicl.2019.102144, 2019.
Nardone A, Schieppati M: Shift of activity from slow to fast muscle during voluntary lengthening contractions of the triceps surae muscles in humans. *J Physiol*, 395: pp. 363–381, 1988.
Nardone A, Romanó C, Schieppati M: Selective recruitment of high-threshold human motor units during voluntary isotonic lengthening of active muscles. *J Physiol*, 409: pp. 451–471, 1989.
Nielsen J, Crone C, Hultborn H: H-reflexes are smaller in dancers from The Royal Danish Ballet than in well-trained athletes. *Eur J Appl Physiol*, 66: pp. 116–121, 1993.
Nudo RJ, Wise BM, Sifuentes F, *et al.*: Neural substrates for the effects of rehabilitatitive training on motor recov-

ery after ischemic infarct. *Science*, 272: pp. 1791–1794, 1996.

Nudo RJ: Role of adaptive plasticity in recovery of function after damage to motor cortex. *Muscle Nerve*, 24: pp. 1000–1019, 2001.

Obata H, Ogawa T, Hoshino M, Fukusaki C, Masugi Y, *et al.*: Effects of Aquatic Pole Walking on the Reduction of Spastic Hypertonia in a Patient with Hemiplegia: A Case Study. *Int J Phys Med Rehabil*, 5: 401. doi: 10.4172/2329-9096.1000401, 2017.

Ogawa T, Kim GH, Sekiguchi H, *et al.*: Enhanced stretch reflex excitability of the soleus muscle in experienced swimmers. *Eur J Appl Physiol*, 105: pp. 199–205, 2009.

Otsuka N, Miyashita K, Krieger DW, Naritomi H: Compensatory contribution of the contralateral pyramidal tract after stroke. *Front Neurol Neurosci*, 2: pp. 45–53, 2013.

大塚雄三：『孤独なレース』あさひ出版、二〇一五

Penfield W, Rasmussen T: *The Cerebral Cortex of Man. A Clinical Study of Localization of Function*. Macmillan, 1950.

Petersen N, Christensen LO, Morita H, *et al.*: Evidence that a transcortical pathway contributes to stretch reflexes in the tibialis anterior muscle in man. *J Physiol*, 512: pp. 67–76, 1998.

Qi HX, Stepniewska I, Kaas JH: Reorganization of primary motor cortex in adult macaque monkeys with long-standing amputations. *J Neurophysiol*, 84: pp. 2133–2147, 2000.

Raineteau O, Schwab ME: Plasticity of motor systems after incomplete spinal cord injury. *Nat Rev Neurosci*, 2: pp. 263–273, 2001.

Rimmer JH *et al.*: Effects of disability-associated low energy expenditure deconditioning syndrome. *Exerc Sport Sci Rev*, vol. 40, no. 1: pp. 22–29, 2012.

Rossignol S: Neural control of stereotypic limb movements. In: Rowell LB, *et al.* (Eds), *Handbook of Physiology*, Sec 12, Exercise: Regulation and Integration of Multiple Systems, pp. 173–216, Oxford University Press, 1996.

Sadato N, Pascual-Leone A, Grafman J, Deiber MP, Ibañez V, Hallett M: Neural Networks for Braille Reading by the Blind. *Brain*, 1998, 121: pp. 1213-1229.
佐久間肇：障害者における生活習慣病の実態，*J Clin Rehab*, 14: pp. 792-797, 2005.
Sanes JN, Suner S, Donoghue JP: Dynamic organization of primary motor cortex output to target muscles in adult rats. I. Long-term patterns of reorganization following motor or mixed peripheral nerve lesions. *Exp Brain Res*, 79: pp. 479-491, 1990.
Sasaki A, Milosevic M, Sekiguchi H, Nakazawa K: Evidence for existence of trunk-limb neural interaction in the corticospinal pathway. *Neurosci Lett*. Mar 6;668: pp. 31-36. doi: 10.1016, 2018.
Selzer ME: Neurological rehabilitation. *Ann Neurol*, 32: pp. 695-699, 1992.
Smith JL, Betts B, Edgerton VR, *et al*.: Rapid ankle extension during paw shakes: selective recruitment of fast ankle extensors. *J Neurophysiol*, 43: pp. 612-620, 1980.
高草木薫「大脳基底核による運動の制御」『臨床神経学』第四六巻第六号、三二五―三三四頁、二〇〇九
丹治　順：「随意運動と皮質運動野・補足運動野ニューロン活動」（佐々木和夫ほか編著）『新生理学体系一〇』七二―八三頁、医学書院、一九八五
丹治　順：『脳と運動――アクションを実行させる脳』共立出版、一九九九
丹治　順：「頭頂連合野と運動前野はなにをしているのか？――その機能的役割について」『理学療法学』第四〇巻第八号、六四一―六四八頁、二〇一三
Thompson AK, Pomerantz FR, Wolpaw JR: Operant conditioning of a spinal reflex can improve locomotion after spinal cord injury in humans. *J Nurosci*, 33(6): pp. 2365-2375, 2013.
Topka H, Cohen LG, Cole RA, *et al*.: Reorganization of corticospinal pathways following spinal cord injury. *Neurology*, 41: pp. 1276-1283, 1991.
内田浩之：「脊髄損傷患者における虚血性心疾患の発病の背景」『リハビリテーション医学』第三五号、二一五―二一七頁、一九九八

Weeks OI, English AW: Compartmentalization of the cat lateral gastrocnemius motor nucleus. *J Comp Neurol*, 235: pp. 255–267, 1985.

Whelan PJ, Hiebert GW, Pearson KG: Plasticity of the extensor group I pathway controlling stance to swing transition in the cat. *J Neurophysiol*, 74: pp. 2782–2787, 1995.

Windhorst U, Hamm TM, Stuart DG: On the function of muscle and reflex partitioning. *Behav Brain Sci*, 12: pp. 629–681, 1989.

Wolpaw JR: Spinal cord plasticity in acquisition and maintenance of motor skills. *Acta Physiol*, 189: pp. 155–169, 2007.

矢部京之助：「第二章　からだはどのような仕組みになっているか」（日本身体障害者スポーツ協会編）『身体障害者のスポーツ指導の手引』ぎょうせい、一七―六二頁、一九九七

柳原　大「歩行と小脳」『ＢＲＡＩＮ　ＭＥＤＩＣＡＬ』第一九巻第四号、三四九―三五八頁、メディカルレビュー社、二〇〇七

Yang JF, Fung J, Edamura M, *et al.*: H-reflex modulation during walking in spastic paretic subjects. *Can J Neurosci*, 18: pp. 443–452, 1991.

Yasuda N, Gaskill SE, Ruby BC: No gender-specific differences in mechanical efficiency during arm or leg exercise relative to ventilatory threshold. *Scand J Med Sci Sports*, 18: pp. 205–212, 2008.

索 引

[あ行]

アダプテッドスポーツ（AS） 14
閾値 149, 154
一次運動野 133
一次視覚野 142
一次体性感覚野 137
腕エルゴメーター 89
運動前野 133
運動単位 148
——活動電位 151
運動ニューロン 131
運動野機能地図 137
運動誘発電位（MEP） 45
エファレンスコピー 147
遠心性ニューロン 153
延髄 143
——錐体 41, 138
オペラント条件付け 30

[か行]

回 134
介在ニューロン 152
外側運動制御系 144
外側経路 142
外側溝（シルビウス溝） 134
灰白質 148
解剖学的可塑性（Anatomical Plasticity） 34
下オリーブ核 146
片麻痺 21
感受性 154
完全対麻痺者 17
間脳 143
義足 5
機能的電気刺激 26
木村敬一 107
求心性ニューロン 153
急速運動 150
橋 143
胸神経 147
胸髄 139
巨大錐体細胞 136
近赤外分光法（NIRS） 18, 155
筋電図法 157
筋紡錘 153
グットマン，ルードヴィヒ（Guttmann, Ludwig） 10
クラス分け 13
痙縮 53, 153
頸神経 147
頸髄 139
経頭蓋磁気刺激（TMS） 26, 137, 156
頸膨大部 92
楔前部 110
腱器官 153
溝 134
効果器 153
交感神経活動 59
高次運動野 133
高次脳機能障害 115
後頭葉 134
興奮性結合 139
後葉 134
国際オリンピック委員会 11
国際身体障害者スポーツ大会 11
国際ストークマンデビル競技委員会 11
国際パラリンピック委員会（IPC） 11

[さ行]

サイズの原理　149
再生医療　3
最大酸素摂取量　17
最大随意収縮　57
酸素摂取量　17
視蓋脊髄路　143
視覚野　110
磁気共鳴画像法（MRI）　26, 155
持続的筋活動（tonic activity）　53
シナプス可塑性（synaptic plasticity）　34
シナプス前制御　33
シナプス前抑制　152
遮断　152
収斂　152
樹状突起　146
使用依存的可塑性（use-dependent plasticity）　29
使用依存的変化　2
上位中枢神経　131
上頭頂小葉（SPL）　76
小脳　134
　——核　145
　——皮質　145
ジョーダン，コートニー（Jordan, Cortney）　51
神経支配比　148
神経発芽（sprouting）　34
神経リハビリテーション　2
伸張性筋活動　150
伸張反射　153
深部受容器　153
錐体細胞　41
鈴木徹　44
スタッツマン，マット（Stutzman, Matt）　81
ストークマンデビル病院　10
精密運動　83
脊髄運動ニューロン　132
脊髄固有神経　92
脊髄性筋萎縮症　115
脊髄損傷　2
切断　21
仙骨神経　147
前後頭溝　134
仙髄　139
前庭神経核　145
前庭脊髄路　143
先天性上肢欠損　81
前頭葉　134
セントラルパターンジェネレーター →中枢パターン発生器
前皮質脊髄路　144
前葉　134
装具歩行　18
相反抑制　33
側頭葉　134

[た行]

第一背側骨間筋（FDI）　64
代行機能　2
代償的変化　2
帯状皮質運動野　140
体性感覚情報　133
体性地図　137
耐糖能異常　17
大脳縦列　134
大脳半球　134
大脳皮質　133
　——運動野　132
体部位局在　136
体部位再現　137
短潜時反射　154
中間部　146
中心溝（ローランド溝）　134
中枢パターン発生器（セントラルパターンジェネレーター）　18, 92
中脳　143

虫部　146
長期抑圧　145
長潜時反射　154
対麻痺（パラプレジア）　11, 16
適応制御　132
転倒脅威（postural threat）　59
電動車いすサッカー　123
動員　149, 150
当事者研究　127
同側皮質脊髄路　42
頭頂後頭溝　134
頭頂葉　134

［な行］

内側運動制御系　144
二次的障害　15, 99
入出力特性　66
ニューロリハビリテーション　4, 25
脳画像解析　155
脳幹　132, 133
脳性麻痺（CP）　57

［は行］

背外側前頭皮質　157
背側運動前野　140
廃用性症候　16
白質　148
パチニ小体　153
発火頻度　150
発散　152
パラアイスホッケー　96
パラプレジア　→　対麻痺
パラリンピック　11
パワーリフティング　67
反響回路　152
反射弓　153
反射中枢　153
尾骨神経　147
皮質延髄路　138
皮質脊髄路　65, 66, 138
表在性受容器　153
ピラティストレーニング　118
フィードバック　132
フィードフォワード制御　132
腹側運動前野　140
腹側経路　142
プルキンエ細胞　145
ブロドマン　134
平行繊維　146
辺縁葉　134
変動係数（CV）　73
ペンフィールド，ワイルダー（Penfield Wilder）　137
片葉小節葉　134
歩行用装具　98
ポジトロン放出断層撮影法（PET）　26, 156
補足運動野　133
ホムンクルス　137

［ま行］

マイスナー小体　153
末梢感覚受容器　131
盲人スイマー　107
網様体脊髄路　143

［や・ら行］

山本篤　47
葉　134
腰神経　147
腰膨大部　92
抑制性結合　139
予測性姿勢調節（APA）　94

リズム発生回路　152
利得　154
両側性支配　5
ルフィニ終末　153
レーム，マルクス（Rehm, Markus）　38

［欧文］

AFO（Ankle Foot Orthosis） 98
Anatomical Plasticity → 解剖学的可塑性
APA（Adapted Physical Activity） 14
APA（anticipatory postural adjustment → 予測性姿勢調節
AS（Adapted Sports） → アダプテッドスポーツ

CP（cerebral palsy） → 脳性麻痺
CV（coefficient of variance） → 変動係数

DALEEDS（Disability-Associated Low Energy Ex-penditure Deconditioning Syndrome） 16

FDI（first dorsal interosseous） → 第一背側骨間筋
fMRI 156
F 型 149
FR 型 149

H-反射 30

IPC（International Paralympic Committee） → 国際パラリンピック委員会
iPS 細胞 2

LLB（long leg brace） 98

MEP → 運動誘発電位
MRI → 磁気共鳴画像法

neuroprosthesis 26
NIRS → 近赤外分光法

PET → ポジトロン放出断層撮影法
postural threat → 転倒脅威

QOL 21

SPL（Superior Parietar Lobule） → 上頭頂小葉
synaptic plasticity → シナプス可塑性
S 型 149

TMS → 経頭蓋磁気刺激
tonic activity → 持続的筋活動

use-dependent plasticity → 使用依存的可塑性

α 運動ニューロン 148

Ia 群感覚線維 154
II 群感覚線維 154

著者紹介
東京大学大学院総合文化研究科教授，博士（教育学）
1962 年　生まれ
1985 年　金沢大学教育学部卒業
1991 年　東京大学大学院教育学研究科博士課程修了
国立障害者リハビリテーションセンター研究所運動機能系障害研究部長を経て，
2009 年より現職。
著著：『歩行のニューロリハビリテーション』（杏林書院，2010 年），『健康・運動の科学』（共編，講談社，2012 年）
受賞：1990 年日本バイオメカニクス学会若手奨励賞，1994 年日本バイオメカニクス学会学会賞（松井賞）

パラリンピックブレイン

2021 年 2 月 10 日　初　版

［検印廃止］

著　者　中澤公孝《なかざわきみたか》

発行所　一般財団法人　東京大学出版会

代表者　吉見俊哉

153-0041 東京都目黒区駒場4-5-29
http://www.utp.or.jp/
電話　03-6407-1069　Fax 03-6407-1991
振替　00160-6-59964

組　版　有限会社プログレス
印刷所　株式会社ヒライ
製本所　牧製本印刷株式会社

ISBN 978-4-13-063408-3　Printed in Japan